JN445671

(개정판)

자주하는 질문집

의료기기

식품의약품안전처

MINISTRY OF FOOD AND DRUG SAFETY

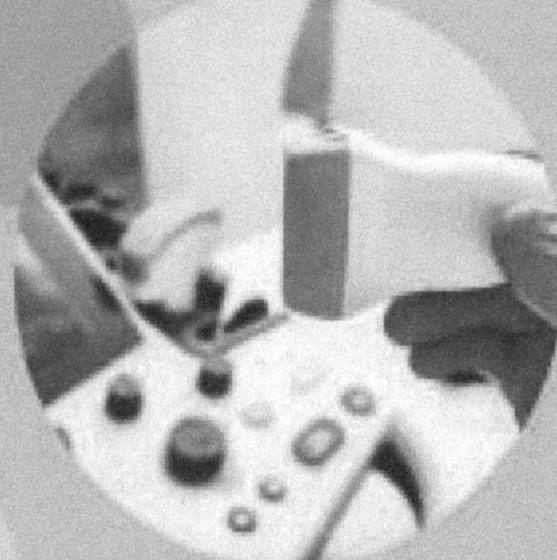

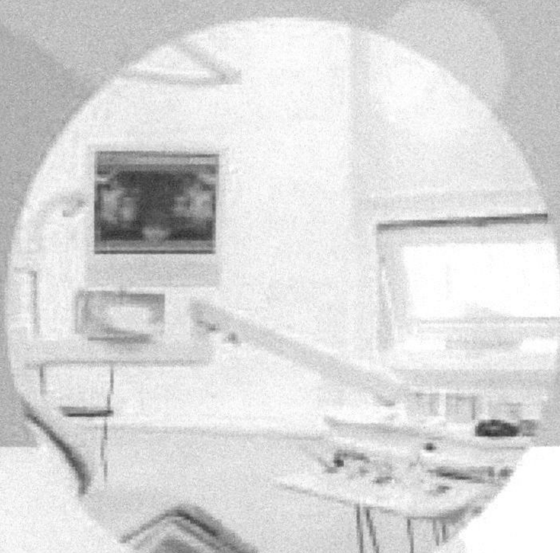

2026

Jinhan M&B

이 안내서는 전화상담, 국민신문고 등을 통하여 의료기기 분야에 대한 질의·답변 내용을 선별·정리하여 알기 쉽게 설명하거나 식품의약품안전처의 입장을 기술한 것입니다.

본 안내서는 대외적으로 법적 효력을 가지는 것이 아니므로 본문의 기술방식 ('~하여야 한다' 등)에도 불구하고 참고로만 활용하시기 바랍니다. 또한, 본 안내서는 2025년 11월 현재의 과학적 · 기술적 사실 및 유효한 법규를 토대로 작성되었으므로 이후 최신 개정 법규 내용 및 구체적인 사실관계 등에 따라 달리 적용될 수 있음을 알려드립니다.

※ "민원인 안내서"란 민원인들의 이해를 돕기 위하여 법령 또는 행정규칙을 알기 쉽게 설명하거나 특정 민원업무에 대한 행정기관의 대외적인 입장을 기술하는 것(식품의약품안전처 지침서등의 관리에 관한 규정 제2조)

※ 본 안내서에 대한 의견이나 문의 사항이 있을 경우 식품의약품안전처 고객지원담당관에 문의하시기 바랍니다.

전화번호 : 1577-1255, 043-719-1003
팩스번호 : 043-719-1000

CONTENTS

2025 자주하는 질문집(의료기기)

제1장 의료기기정책과

1. 의료기기정책과

의료기기 해당여부

제조업허가(변경)

중고의료기기

판매업 등의 신고

2. 디지털의료제품TF

디지털의료기기 우수관리체계

디지털의료기기 제조·수입업 허가

디지털의료제품 해당여부

디지털의료제품의 정의 및 등급

기타

제2장 혁신진단기기정책과

임상검사실의 체외진단검사 인증

임상적 성능시험

체외진단의료기기 용기·외부포장 등의 기재사항

체외진단의료기기 제조·수입업 허가

체외진단의료기기 첨부문서의 기재사항

체외진단의료기기 판매업 등

체외진단의료기기 품질관리기준(GMP)

체외진단의료기기 해당여부

체외진단의료기기의 등급분류와 지정

혁신의료기기 지정 및 심사 등

제3장 의료기기허가과

임상시험계획의 승인

제조허가 및 변경(체외진단의료기기·디지털의료제품 포함)

제4장 의료기기관리과

광고의 자율심의

기재 및 광고의 금지 등

기재사항의 표시방법

용기·외부포장 등의 기재사항

의료기기 공급내역 보고 등

일반행위의 금지

제조·수입 의료기기 품질관리기준(GMP)

제조업허가(변경)

첨부문서의 기재사항

판매업자의 준수사항

품질책임자

제5장 의료기기안전평가과

부작용 관리

의료기기책임보험 등

재평가

제조허가등의 갱신

추적관리대상 의료기기

제1장

의료기기 정책과

제 1 장 의료기기정책과

1 의료기기정책과

등급분류와 지정

Q1 고위험 의료기기와 저위험 의료기기의 기준이 무엇인가요?

✓ 「의료기기 시행규칙」 [별표1]에 의해 의료기기를 사용 목적과 사용 시 인체에 미치는 잠재적 위해성의 정도에 따라 다음 4개의 등급으로 분류합니다.

1) 1등급: 잠재적 위해성이 거의 없는 의료기기
2) 2등급: 잠재적 위해성이 낮은 의료기기
3) 3등급: 중증도의 잠재적 위해성을 가진 의료기기
4) 4등급: 고도의 위해성을 가진 의료기기

✓ 따라서 의료기기법상으로는 고위험 의료기기와 저위험 의료기기를 정의하고 있지 않습니다.

Q2 내성발톱 교정기의 의료기기 품목명은 어떻게 되나요?

✓ 해당 제품이 '내성발톱 등의 교정을 목적으로 발톱을 들어올려 고정시키기 위해 사용하는 기구'라면 「의료기기법」 제2조 의료기기 정의에 부합되므로 의료기기에 해당되며, 「의료기기 품목 및 품목별 등급에 관한 규정」 (식약처 고시)에 따라 재사용이 가능한 경우 "재사용가능 범용 수동식 의료용 클램프(A44010.28, 1등급)", 일회용인 경우 "일회용 범용 수동식 의료용 클램프(A44010.29, 2등급)"에 분류됩니다.

Q3 의료기기법에서 의료기기 액세서리 및 구성품에 대한 정의가 별도로 있나요?

✓ 의료기기 법령에서 "액세서리", "구성품"에 대한 정의를 별도로 정하고 있지는 않으나, 「의료기기 허가·신고·심사 등에 관한 규정」 (식약처 고시) 제2조(정의) 제6호에서 의료기기의 본체를 구성하기 위하여 필요한 부분을 "부분품"으로 규정되어 있음을 알려 드립니다.

수리업의 신고

Q4 자사가 수입한 제품의 품목 취하 후 수리업을 득한다면 해당 제품을 수리할 수 있나요?

✓ 의료기기 수입업체가 품목 허가(인증) 취하한 제품을 수리하기 위해서는 「의료기기법」 제16조에 따른 수리업 신고 후 수리 가능함을 알려드립니다.

수입업허가 등의 면제

Q5 견본용 의료기기로 요건면제 받은 의료기기를 해당 의료기기 허가 이후 판매할 수 있나요?

✓「의료기기법 시행규칙」 제32조 및 「의료기기 수입요건확인 면제 등에 관한 규정」 제3조제6호에 따른 '제품의 실물확인 등을 위한 견본용 의료기기'로서 수입요건면제를 받아 수입한 의료기기는 사용계획서에 기재한 사용기한 이후 반송, 폐기 또는 자체보관 등 조치하여 관할 지방식품의약품안전청에 확인을 받아야 합니다.

✓ '견본용 의료기기'로서 사용 종료 이후 자체보관을 요청할 경우, 관할 지방식품의약품안전청에서는 보관사유를 공문으로 제출 받아 검토하며, 승인 시 진단, 시술, 임대, 판매, 전시, 양도 등 기타 목적으로 사용할 수 없음을 통지하고 있으므로 품목허가(인증 또는 신고) 이후라고 하여도 '견본용 의료기기'로서 사용 종료된 제품은 판매할 수 없음을 알려드립니다.

Q6 시험용 의료기기의 확인서 발급은 식약처에서 지정한 시험검사기관에서만 가능한가요?

✓ 시험용 의료기기의 경우 원활한 시험검사를 위해 의료기기시험검사기관으로 신청하도록 하고 있습니다. 다만, 시험용 체외진단의료기기(시약)의 경우에는 관할 지방청으로 신청합니다.

✓ 참고로, 의료기기 시험검사기관은 '식품의약품안전처 홈페이지(https://www.mfds.go.kr)〉정책정보〉시험검사기관〉시험검사기관 지정현황' 에서 확인 가능합니다.

Q7 시험용 의료기기로 수입요건면제 받은 의료기기를 용도변경할 수 있나요?

✓「의료기기 수입요건확인 면제 등에 관한 규정」 제9조에 따라 시험용 의료기기 등을 확인 받은 자가 다음 각 호의 어느 하나에 해당하는 경우에는 요건면제확인 추천을 받아 수입한 의료기기의 용도를 변경할 수 있습니다.

1. 제3조제4호·제6호에 해당하는 의료기기를 「의료기기법 시행규칙」 제46조에 따라 전시할 목적으로 진열하려는 경우
2. 제3조제6호에 해당하는 의료기기를 제3조제4호의 용도로 사용하려는 경우

Q8 시험용의료기기 확인서 발급은 어디서 신청해야하나요?

✓ '의료기기안심책방〉 의료기기전자민원시스템 〉 전자민원안내 및 신청 〉 시험용 의료기기확인'으로 신청하시면 됩니다.

Q9 의료기기 구성품인 배터리만 수입하려고 하는데 표준통관예정보고가 필요한가요?

✓ 수입하려는 제품이 그 자체만으로 별도의 의료기기에 해당하지 않으며 단독으로는 의료기기의 성능을 발휘할 수 없는 부분품이라면, 의료기기에 해당되지 않으며 표준통관예정보고는 필요하지 않음을 알려드립니다.

Q10 외국에서 체류하는 동안 사용하던 제품으로서 귀국 후 계속 사용하려는 의료기기의 경우 수입요건확인 면제 대상인가요?

✓ 의료기기 수입요건확인 면제 등에 관한 규정 제3조제10호제가목에 따라 요건면제 대상입니다.

✓ 또한, 요건면제확인을 추천할 수 있는 기관은 동 규정 제5조제2호에 따라 한국의료기기안전정보원임을 알려드립니다.

Q11 수리를 위해 해외로 반출했던 의료기기를 수리 완료 후 국내 재반입 시 허가가 필요한가요?

✓「의료기기법」에 따라 적법하게 수입된 의료기기를 수리 목적으로 해외 수리업체로 반출하였다가 국내 재반입하려는 경우

- 「대외무역관리규정」 [별표 4] 수입승인의 면제에 따라 요건면제 가능하며, 한국의료기기산업협회의 요건면제 추천을 받아 수입 가능합니다.

  * '외국에서 수리 또는 검사를 받을 목적으로 반출한 물품을 반입할 경우'에 해당

- 아울러, 한국의료기기산업협회에서는 재반입 시 수리를 위해 반출된 제품과 재반입되는 제품이 동일한지 확인하기 위하여 제품 해외 반출 시 신고한 수출신고필증, 수입품목 허가사항, 사유서 등을 제출받아 검토하고 있음을 알려드립니다.

수입업허가(변경)

Q12 A사는 의료기기 수입업자로 B사에 의료기기 표준통관예정보고서 발급 신청을 위탁 예정인데 B사(수입업 미보유)가 표준통관예정보고서 발급 신청 자격이 되나요?

✓ 「통합공고」 제31조(취급자등)에 따라 의료기기 수입을 위해 표준통관예정보고서 발급을 신청할 수 있는 신청자(수입자)는 의료기기 수입업자, 의료기기 제조업자(단, 의료기기의 성능을 갖춘 형태로 수입하여 포장, 멸균, 절단 등 추가공정을 거치는 제품의 제조품목허가(인증, 신고)를 받은자에 한함)입니다.

✓ 따라서, 타사가 아닌 귀 사가 의료기기 표준통관예정보고서 발급 신청을 해야합니다.

Q13 의료기기 수입업체 A업체가 수입업허가를 받지 않은 B업체에게 수입업허가를 양도할 수 있나요?

✓ 의료기기 수입업체 A업체(양도인)가 수입업허가를 받지 않은 B업체(양수인)에게 수입업허가를 양도하고자 하는 경우 같은 법 제12조·제15조·제47조에 따라 B업체가 의료기기 수입업 변경허가를 신청하여야 합니다.

✓ 따라서, A업체의 의료기기 수입업 허가를 B업체에게 양도·양수할 수 있습니다.

Q14 시험용 의료기기 사용이 끝난 후 제출하는 결과보고서가 있나요?

✓ 시험용 의료기기는 해당 시험기관에서 시험검사 완료 후 관련 절차에 따라 우리 처에 보고하고 있음을 알려드립니다.

✓ 참고로, 관련절차는 임상·연구용 의료기기 등 승인 신청 민원인 안내서를 참고하시기 바랍니다.

Q15 의료기기를 수입한 후 다시 제3국으로 전량 수출하려고 하는데 수입업허가가 필요한가요?

✓ 「의료기기법」 제2조제1항, 제15조에 따라 동 제품을 수입하기 위해서는 식품의약품안전처장으로부터 수입업허가 및 수입허가 또는 수입인증을 받거나 수입신고를 해야 합니다.

✓ 아울러, 「의료기기 허가·신고·심사 등에 관한 규정」 제3조제6항에 따라 신청(허가·인증·신고) 시 신청서 비고란에 "수출용에 한함"으로 표기하여 "GMP 자료", "기술문서 자료" 등을 면제받아 간소화된 방법으로 신청할 수 있습니다.

Q16 자가사용용 의료기기인데 요건면제를 받으려고 하는데 어디에 신청해야 하나요?

✓ 「의료기기법 시행규칙」 제32조 및 「의료기기 수입요건확인 면제 등에 관한 규정」 제3조제10호에 따라 다음의 어느 하나에 해당하는 경우 '자가사용용 의료기기'로서 요건면제 대상에 해당됩니다.

- 외국에서 체류하는 동안 사용하던 제품으로서 귀국 후 계속 사용하려는 의료기기
- 국내에는 허가 또는 인증 되지 않고 대체할 제품도 없는 의료기기(외국 허가제품)
- 「응급의료에 관한 법률」 제2조제1호의 응급환자 치료에 사용되는 의료기기

✓ 해당 제품이 상기 요건면제 대상에 해당된다면, 같은 고시 제7조에 따라 수입추천용 진단서 및 소견서 등를 한국의료기기안전정보원에 제출하여 요건면제 추천을 받아야 함을 알려드립니다.

Q17 의료기기 수입업자가 해외에서 중고의료기기를 수입할 수 있나요?

✓ 중고의료기기를 수입하려는 자는 「의료기기법」 제15조에 따라 수입업허가 및 수입하려는 의료기기에 대해 수입허가(인증 또는 신고)를 받아야 합니다.

✓ 참고로, 같은법 시행규칙 제33조제1항제19호에 따라 의료기기 수입업자가 중고의료기기를 수입하는 경우, '의료기기 제조 및 품질관리체계의 기준'에 적합한지 검사하고 적합한 경우에만 검사필증을 붙여서 유통 및 판매가 가능하며, 관련된 기록을 출고일로부터 2년간 보존해야함을 알려드리니 업무에 참고하시기 바랍니다.

Q18 해외에서 의료기기로 인증받은 제품을 국내에서 판매하려면 어떻게 해야 하나요?

✓ 「의료기기법」 제15조제1항에 따라 의료기기의 수입을 업으로 하려는 자는 식품의약품안전처장의 수입업허가를 받아야 하며, 같은 법 제2항에 따라 제1항에 따라 수입업허가를 받은 자(이하 "수입업자"라 한다)는 수입하려는 의료기기에 대하여 수입허가 또는 수입인증을 받거나 수입신고를 하여야 합니다.

✓ 또한, 「의료기기법」 제17조에 따라 의료기기의 판매를 업으로 하려는 자는 영업소마다 영업소 소재지의 특별자치시장 · 특별자치도지사 · 시장 · 군수 · 구청장에게 판매업신고를 하도록 규정하고 있습니다.

- 다만, 수입업자가 수입한 의료기기를 의료기기취급자*에게 판매하는 경우 별도의 의료기기 판매업신고는 필요하지 않음을 알려드립니다.

* 의료기기 제조·수입·수리·판매·임대업자, 의료기관 개설자, 동물병원 개설자

의료기기 해당여부

Q19 목발이 의료기기에 해당하나요?

✓ 다리가 불편하여 보행에 어려움을 겪는 사람을 보조하기 위한 목적으로 제조(사용)되는 목발'이라면 「의료기기법」 제2조 의료기기 정의에 부합되지 않으므로 의료기기에 해당되지 않습니다.

Q20 수동식 휠체어를 전동식 휠체어로 전환시키는 장치가 의료기기에 해당하나요?

✓ 제품이 '수동식 휠체어를 구조적 변형 없이 전동 휠체어로 전환시키는 전기 장치'라면 상기 「의료기기법」 제2조 의료기기 정의에 부합될 것으로 사료됩니다.

✓ 아울러,「의료기기 품목 및 품목별 등급에 관한 규정」 (식약처 고시)에 따라 "휠체어 동력 보조장치"(A19010.03, 2등급)에 분류될 것으로 판단됩니다.

Q21 수술용 장갑이 의료기기에 해당되나요?

✓ 「의료기기 품목 및 품목별 등급에 관한 규정」 [별표1]에 따라 'B07010.01 수술용 장갑 [2] 수술 시 환자 및 사용자를 교차감염으로부터 보호하기 위해 사용하는 일회용 장갑'에 해당되어 의료기기에 해당됩니다.

Q22 한의원에서 사용하는 침이 의료기기인가요?

✓ "약물 등 투여를 목적으로 하지 않고 치료를 목적으로 인체에 사용하는 침"이라면 「의료기기법」 제2조 의료기기 정의에 부합되므로 의료기기에 해당될 것으로 사료되며, 「의료기기 품목 및 품목별 등급에 관한 규정」 (식약처 고시) 및 멸균 여부에 따라 "비멸균침"(A84010.01, 1등급), "멸균침"(A84010.02, 2등급)로 분류됩니다.

제조업허가(변경)

Q23 의료기기 중국에 OEM 생산을 맡기려고 하는데 수입업허가를 받아야 하나요, 제조업허가를 받아야 하나요?

✓ 의료기기를 제조하려는 자는 「의료기기법」 제6조에 따라 제조업허가 및 제조하려는 의료기기에 대하여 제조허가(인증 또는 신고)를 받아야 하며, 법 제6조제4항 및 같은 법 시행규칙 제8조제2항에 따라 제조공정을 위탁할 수 있습니다.

✓ 따라서, 의료기기 전 제조공정을 위탁하여 의료기기를 제조하고자 하는 경우에는 의료기기 제조업 허가 대상임을 알려드립니다.

✓ 참고로, 우리 처에서는 의료기기 제조·수입업 관련 규정과 신청절차 등을 확인할 수 있도록 「의료기기 제조·수입업 허가 등 신청 안내(민원인 안내서)」 (2020.1.)를 마련하여 우리 처 홈페이지에 게시(http://www.mfds.go.kr → 법령정보 → 공무원지침서/민원인안내서)하였음을 알려드리니 업무에 참고하시기 바랍니다.

Q24 제조업허가 신청 시 대표자 건강진단서를 제출해야 하는데 발급하는 기관이 따로 있나요?

✓ 「의료기기법」 제6조제1항에 따라 제조업허가를 받으려는 자는 1. 「정신건강증진 및 정신질환자 복지서비스 지원에 관한 법률」 제3조제1호에 따른 정신질환자. 다만, 전문의가 제조업자로서 적합하다고 인정하는 사람은 그러하지 아니하다. 2. 마약 · 대마 · 향정신성의약품 중독자가 아님을 확인하는 전문의 진단서가 필요합니다.

✓ 해당내용이 적힌 전문의의 진단서 발급이 가능한 곳이라면 보건소, 일반 의원 등 특정 의료기관을 지정하고 있진 않습니다. 다만, 발급이 불가능한 곳도 있으니 사전에 미리 유선으로 확인한 후 방문하시길 바랍니다.

Q25 업허가 신청 중 소상공인 증빙서류를 제출하면 혜택이 있나요?

✓ 「의료기기 시행규칙」 제65조제1항제1호에 따라 업허가 신청 시 수수료의 납부대상자가 「소상공인기본법」 제2조에 따른 소상공인인 경우로서 식품의약품안전처장이 경제적 부담 완화 또는 경영안정 지원 등을 위하여 수수료 감면이 필요하다고 인정하는 경우 100분의 50의 범위에서 감면받을 수 있습니다.

Q26 전공정 제조위탁시 제조의뢰자도 시험실이 있어야 하나요?

✓ 의료기기 제조업허가를 받으려는자는 위 법 제6조제4항 및 같은 법 시행규칙 제8조제1항 [별표2]에서 시설(작업소, 시험실, 보관소) 및 기구를 갖추도록 규정하고 있습니다.

✓ 다만, 위 법 제6조제4항 및 같은 법 시행규칙 제8조제2항에 따라 제조 공정을 위탁하는 경우(위탁한 공정에 관련된 제조시설 및 기구), 품질관리를 위한 시험을 의료기기 시험·검사기관, 비임상시험실시기관 또는 별표2제2호바목에 따라 적합함을 인정받은 제조업자에게 위탁하는 경우(품질관리를 위한 시험실, 시험에 관련된 시설 및 기구)에는 제조소의 시설을 갖추지 아니 할 수 있습니다.

Q27 제조업체의 제조소 시설 중 보관소가 변경된 경우에도 변경허가 신청을 해야하나요?

✓ 「의료기기법」 제12조, 같은 법 시행규칙 제26조제1항에 따라 제조업자는 대표자, 업체명, 제조소(작업소, 시험실, 보관소) 등이 변경되는 경우 변경이 있는 날부터 30일 이내에 관할 지방식품의약품안전청장에게 제조업 변경허가를 신청해야 합니다.

Q28 제조업체 상호를 변경하는 과정 중 제조업허가증과 GMP적합인정서, 제조인증서 상의 제조원이 일치하지 않는 기간이 발생하게 되는데, 그 기간동안 제품을 생산할 수 있나요?

✓ 제조 인증서를 기준으로 제품을 생산할 수 있습니다.

Q29 의료기기 제조업체 소재지 변경 시 변경되는 소재지 기준으로 전공정 위수탁계약서를 다시 작성해야 하나요?

✓ 「의료기기법 시행규칙」 제26조제1항제1호에 따라 제조소의 소재지가 변경되는 경우는 위탁계약서 사본(제조공정 도는 시험을 위탁한 경우로 한정한다) 및 별표 2에 따른 제조 및 품질관리체계의 기준에 적합함을 증명하는 자료를 제출해야 합니다.

Q30 의료기기 제조업허가 신청 시 소상공인확인서가 필수 제출 서류인가요?

✓ 의료기기 제조업허가 신청 시 「의료기기법 시행규칙」 제3조제1항제1호부터제3호까지의 서류를 제출해야 합니다.

1. 법 제6조제1항제1호 본문에 해당되지 아니함을 증명하는 의사의 진단서 또는 같은 호 단서에 해당하는 경우에는 이를 증명할 수 있는 전문의의 진단서로서 발행일부터 6개월이 지나지 아니한 것(법인은 제출하지 아니한다)
2. 법 제6조제1항제3호에 해당되지 아니함을 증명하는 의사의 진단서로서 발행일부터 6개월이 지나지 아니한 것(법인은 제출하지 아니한다)
3. 법 제6조제7항에 따른 품질책임자(이하 "품질책임자"라 한다)에 대한 다음 각 목의 서류
   가. 제11조제2항에 따른 자격을 확인할 수 있는 서류
   나. 재직증명서 등 근무 여부를 확인할 수 있는 서류

✓ 따라서, 소상공인확인서는 필수로 제출할 필요가 없습니다.

✓ 다만, 「의료기기법 시행규칙」 제65조제1항에 따라 「소상공인기본법」 제2조에 따른 소상공인의 경우 수수료를 100분의 50의 범위에서 감면할 수 있습니다.

Q31 A품목을 제조하는 회사에서 B품목을 추가로 제조하려고 합니다. 업변경 허가가 필요한가요?

✓ 「의료기기법」 제12조제1항에 따라 허가나 인증을 받은 사항 또는 신고한 사항 중 소재지 등이 변경된 경우에는 식품의약품안전처장에게 변경허가 또는 변경인증을 받거나 변경신고를 하여야 합니다. 품목 추가에 따라 기존 업허가를 받은 장소 외 제조소(B품목 제조소)가 추가된다면 제조업 허가 변경 신청이 필요하지만, 그렇지 않다면 제조업 변경 허가는 필요치 않습니다.

Q32 「의료기기 허가·신고·심사 등에 관한 규정」 제19조3제1항제4호의 "변경 인증 전 기 제조된 제품"은 언제까지 생산된 제품을 말하는 것인가요?

✓ "변경 인증 전 기 제조된 제품"은 변경 인증 완료전까지 생산된 제품에 해당합니다.

Q33 제조업체인데 휴업 중에 소재지를 변경할 수 있나요?

✓ 「의료기기법」 제12조 및 같은 법 시행규칙 제26조에 따라 소재지 변경이 있는 경우에는 위탁계약서 사본(제조공정 또는 시험을 위탁한 경우), 시설과 제조 및 품질관리체계의 기준에 적합함을 증명하는 자료(GMP 적합인정서)를 첨부하여 지방식품의약품안전청장에게 변경허가를 받아야 합니다.

✓ 따라서, 휴업 중에 제조소 소재지가 변경되는 경우에는 시설과 제조 및 품질관리체계를 갖출 것을 조건으로 변경허가 신청이 가능할 것으로 사료되며, 이 경우 휴업 재개 일시까지 GMP 적합인정서를 제출하는 것을 확약하는 방법 등으로 변경허가가 가능할 것으로 사료됩니다. 다만, 휴업 재개 이후, GMP 적합인정서 없이 의료기기를 제조 · 판매하는 경우 준수사항 위반으로 행정처분을 받을 수 있음을 알려드리니 이점 유념하시기 바랍니다.

중고의료기기

Q34 중고의료기기 필증이 필요한 의료기기인지 확인할 수 있는 규정이 있나요?

✓「의료기기법 시행규칙」 제27조, 제33조 및 제39조에 따라 다음과 같은 방법으로 구입한 중고의료기기만 유통 및 판매할 수 있습니다.

1) 의료기기 제조업자가 의료기관으로부터 자사가 제조한 의료기기를 구입하는 경우

2) 의료기기 수입업자가 해외로부터 중고의료기기를 수입하거나 의료기관으로부터 자사가 수입한 의료기기를 구입하는 경우

3) 의료기기 판매업자가 의료기관으로부터 중고의료기기를 구입하는 경우

✓ 다만,「의료기기 허가·신고·심사 등에 관한 규정」 제22조제5항에서 규정하는 의료기기의 경우는 중고의료기기 필증을 부착하지 아니할 수 있음을 알려드립니다.

판매업 등의 신고

Q35 산후조리원에서 산모들에게 유축기를 무료로 빌려줄 수 있나요?

✓ 의료기기를 임대 또는 판매하려는 자는「의료기기법」 제17조에 따라 영업소마다 영업소 소재지의 특별자치시장 · 특별자치도지사 · 시장 · 군수 · 구청장에게 임대업 또는 판매업 신고를 하여야 합니다.

✓ 다만, 산후조리원에 의료기기(유축기)를 비치하고 해당 제품을 임대 또는 판매하는 목적이 아니라 방문하는 고객이 무료로 사용하게 하는 것은 의료기기 판매업 또는 임대업으로 보기 어려울 것으로 사료됩니다.

Q36 의료기기판매업자가 유튜버가 선정한 구독자에게 무료로 의료기기를 제공할 수 있나요?

✓ 「의료기기법」 제17조제1항에 따라 의료기기의 판매를 업으로 하려는 자는 영업소마다 영업소 소재지의 특별자치시장·특별자치도지사·시장·군수·구청장에게 의료기기 판매업 신고를 하도록 규정하고 있습니다.

✓ 따라서, 유튜버가 구매한 의료기기를 구독자에게 직접 판매(제공)하는 것이 아닌 의료기기 판매업자가 유튜버가 선정한 구독자에게 의료기기를 판매(제공)하는 것은 가능할 것으로 사료됩니다.

Q37 국내 제조허가 받은 의료기기를 납품받아 전량 수출하려고 하는데 판매업 신고를 해야하나요?

✓ 국내에서 허가된 내수용 의료기기의 수출에 대해서는 의료기기법령 상 별도로 규정하고 있는 바가 없으며, 의료기기제조업자로부터 납품받은 의료기기를 국내 판매없이 전량 수출하는 경우 의료기기판매업 신고는 필요하지 않음을 알려드립니다.

Q38 의료기기 제조업체가 허가받은 의료기기를 수출하려고 할 때 판매업 신고가 필요한가요?

✓ 의료기기 제조업자가 허가받은 의료기기를 국내에는 판매하지 않고 수출만 하는 경우 의료기기 판매업 신고는 필요하지 않을 것으로 판단됩니다.

Q39 의약품 도매상인데 의료기기 판매업 신고증이 나오기 전에 의료기기를 판매할 수 있나요?

✓「의료기기법」 제17조제2항제3호에 의해 의약품 도매상이 의료기기를 판매하거나 임대하는 경우는 의료기기 판매업 신고를 아니할 수 있다라고 규정하고 있습니다.

✓ 따라서, 의약품 도매상이라면 의료기기 판매증 신고증 없이 의료기기를 판매할 수 있습니다.

Q40 임대업자가 소비자에게 임대한 의료기기를 다른 소비자에게 판매할 수 있나요?

✓ 의료기기법 시행규칙 제40조에서 의료기기 판매업자는 의료기기 제조(수입,판매)업자 및 의료기관에서 구입한 의료기기를 판매하도록 규정하고 있으므로 소비자에게 임대한 의료기기 받아 판매할 수는 없을 것으로 판단됩니다.

Q41 의료기기 판매업자 및 임대업자인데 소비자에게 렌탈 후 계약해지로 돌려받은 의료기기를 다른 소비자에게 임대할 경우 중고의료기기 검사필증 부착 대상에 해당하나요?

✓ 의료기기의 소유권이 변하지 않아 중고의료기기 검사필증 부착 대상은 아니나, 의료기기법 제18조(판매업자 등의 준수사항) 및 같은 법 시행규칙 제39조(판매업자·임대업자의 의료기기 품질 확보방법)에 따라 해당 의료기기의 안전성·유효성을 등을 확보하고 임대해야 합니다.

Q42 전시회장에서 의료기기를 판매할 수 있나요?

✓「의료기기법」 제17조제1항에 따라 영업소마다 영업소 소재지의 특별자치도지사, 시장·군수·구청장에게 판매업 신고를 한 후에 의료기기 판매가 가능함을 알려드립니다.

Q43 제조업체에서 타업체가 제조한 의료기기를 구매하여 의료기기 취급자에게 판매하려고 할 때 판매업 신고가 필요한가요?

✓「의료기기법」 제17조제2항에 규정된 판매업 신고 면제대상에 해당하지 않기 때문에 판매업 신고가 필요합니다.

Q44 판매업자 신고 시 결격사유가 어떻게 되나요?

✓「의료기기법」 제17조제3항에 따라, 다음에 해당하는 경우에는 판매업신고를 할 수 없습니다.

- 피성년후견인 · 피한정후견인 또는 파산선고를 받은 자로서 복권되지 아니한 자
- 의료기기법을 위반하여 금고 이상의 실형을 선고받고 그 집행이 끝나거나(집행이 끝난 것으로 보는 경우를 포함한다) 집행이 면제되지 아니한 사람
- 의료기기법을 위반하여 금고 이상의 형의 집행유예를 선고받고 그 유예기간 중에 있는 사람
- 의료기기법을 위반하여 판매업신고가 취소된 날부터 1년이 지나지 아니한 자

2 디지털의료제품TF

디지털의료기기 우수관리체계

Q45 우수 관리체계 인증 기준은 어떻게 되나요?

✓ 우수관리체계 인증은 품질관리, 안전관리, AI/ML 제어조치, 전자적 침해행위 대응체계로 4가지 영역별로 평가하게 됩니다.

Q46 우수 관리체계 인증이 취소된 경우 어떻게 되나요?

✓ 우수 관리체계 인증은 GMP와 제품 인증 특례가 적용되기에, 우수 관리체계 인증 취소 시 GMP 미판정으로 해당 업체의 전체 디지털의료기기의 판매가 불가능하며 허가 특혜를 받은 해당 제품은 인증이 취소될 수 있습니다.

Q47 우수 관리체계 인증은 모든 기업이 다 받아야 하는 것인가요?

✓ 우수 관리체계 인증이란 높은 규제역량을 지닌 기업에 인증을 부여하여 규제 특례를 제공하는 것으로, 인증받고자 하는 기업이 선택적으로 신청하는 제도입니다.

Q48 우수 관리체계 인증을 득한 후 해당 제품의 실사용평가 결과보고서는 언제 제출하나요?

✓ 해당 제품 인증을 받은 후 1년이 되는 날부터 30일 이내에 실사용 평가결과보고서를 제출해야 합니다.

Q49 우수 관리체계 인증과 우수제조소는 다른 것인가요?

✓ 우수 관리체계 인증은 「우수 관리체계 인증 기준에 관한 규정」 제1조에 따라 「디지털의료제품법」 제16조 및 「디지털의료제품법 시행규칙」 제31조에 따른 관리체계 인증 기준 및 절차 등에 관한 세부사항을 규정함을 목적으로 합니다.

✓ 「의료기기 제조 및 품질관리기준」 [별표1]에 따라 우수제조소는 각 목의 사항을 모두 만족하는 제조소를 말합니다.

가. 제5호에 따른 위해우려제조소에 해당하지 않은 경우

나. 최근 3년간 의료기기법에 따른 행정처분 이력이 없는 경우

다. 직전 정기심사를 현장조사로 실시한 경우로서 해당 현장조사 결과가적합에 해당하는 경우

라. 규제당국 또는 규제당국에서 위임한 기관에서 발행한 유효한 품질경영시스템 적합인정서를 보유하고, 해당 적합인정서에서 확인되는 부적합사항에 대한 시정조치가 모두 완료되었음을 입증할 수 있는 경우(수입의료기기에 한함)

Q50 우수 관리체계 인증이 무엇인가요?

✓ 「디지털의료제품법」 제16조제1항에 따라 우수 관리체계 인증이란 디지털의료기기의 안전성 확보 및 품질 유지를 위하여 디지털의료기기제조업자등을 대상으로 인증 받는 것입니다.

Q51 우수관리체계 신청 서류는 무엇인가요?

✓ 우수관리체계 인증 기준을 갖추었음을 증명하는 첨부서류를 작성하여 제출해야 하며, 제출서류의 자세한 사항은 인증업무등 대행기관(한국의료기기안전정보원)이 안내할 예정입니다.

Q52 우수관리체계는 누가 인증하나요?

✓ 우수관리체계 인증은 인증업무등 대행기관(한국의료기기안전정보원)이 심사하여 인증 업무등 대행기관장이 인증합니다.

Q53 우수관리체계 인증을 받을 경우 모든 디지털의료기기 제품 허가증에 대한 제출 서류 특례를 받나요?

✓ 우수관리체계 인증 받은 기업은 위해도가 낮은 1·2등급에 한하여 적용합니다.

Q54 우수 관리체계 인증이 취소될 수 있나요?

✓ 우수관리체계 인증을 부여받았다고 하더라도 다음의 경우 인증을 취소하거나 인증마크의 사용정지 또는 시정을 명할 수 있습니다.

1. 거짓이나 그 밖의 부정한 방법으로 우수 관리체계 인증을 받은 경우
2. 우수 관리체계 인증의 전제나 근거가 되는 중대한 사실이 발견된 경우
3. 인증 기준을 충족하지 못하게 된 경우
4. 인증마크의 사용정지 또는 시정 명령을 위반한 경우

디지털의료기기 제조·수입업 허가

Q55 디지털의료기기로 전환되는 품목 허가를 보유한 의료기기 제조 또는 수입업체는 디지털의료기기 제조 또는 수입업 허가를 별도로 신청해야 하나요?

✓ 기존 의료기기 제조 또는 수입업 허가는 그대로 유지되며, 별도의 민원(디지털의료기기 업허가 전환 민원) 신청을 통해 디지털의료기기 업 번호를 새로 부여받을 수 있습니다.

Q56 디지털의료제품법 제정으로 인한 기존 의료기기 업허가 전환 방법이 어떻게 되나요?

✓ 「디지털의료제품법」 제정 이전에 「의료기기법」 에 따라 신고한 의료기기는 「디지털의료제품법」 제8조제3항 또는 제12조제2항에 따라 허가 또는 인증을 받거나 신고를 한 것으로 인정되어 별도의 전환이 필요하지 않습니다.

디지털의료제품 해당여부

Q57 디지털기술이 어떻게 적용되어야 디지털의료기기인가요?

✓ 디지털기술이 의료기기 하드웨어 또는 디지털의료기기소프트웨어에 적용되는 경우 디지털의료기기에 해당합니다.

디지털의료제품의 정의 및 등급

Q58 기존 의료기기 또는 체외진단의료기기가 디지털의료기기로 전환되는 경우 새로운 분류체계로 다시 분류해야 하나요?

✓ 기존의 분류로 관리 가능하며, 새로이 분류하지 않아도 됩니다.

✓ 다만, 이를 원하는 영업자의 경우 전환 제품을 새로운 분류체계로 분류할 수 있도록 추후 세부적인 방안을 안내할 예정입니다.

Q59 내장형 디지털의료기기소프트웨어란 무엇인가요?

✓ 디지털의료기기에 설치 또는 유·무선으로 연결되어 그 디지털의료기기를 제어·구동하거나 그 디지털의료기기로부터 생성된 데이터의 저장, 신호·영상의 처리 등을 목적으로 사용되는 소프트웨어 입니다.

✓ 단, 인공지능 등 디지털기술(독립형 소프트웨어 기술 제외)이 적용된 소프트웨어에 한합니다.

Q60 독립형 디지털의료기기소프트웨어란 무엇인가요?

✓ 독립형 디지털의료기기소프트웨어란, 전자 · 기계장치 등 하드웨어에 결합되지 아니하고 범용 컴퓨터 등과 동등한 환경에서 운영되며 그 자체로 디지털의료기기에 해당하는 독립적인 형태의 소프트웨어를 말합니다.

Q61 디지털기술이란 무엇인가요?

✓ 디지털기술이란 지능정보기술 로봇기술 정보통신기술 등을 말하며 구체적으로 독립형 소프트웨어기술, 인공지능기술, 지능형로봇기술, 초고성능 컴퓨팅기술, 가상융합기술이 해당됩니다.

Q62 디지털의료·건강지원기기의 범위가 정해졌나요?

✓ 현재 디지털의료·건강지원기기의 세부 범위는 검토 중에 있으며, 관련 규정인 디지털의료·건강지원기기의 시행일(26.1.24.)을 고려하여 지정할 계획입니다.

Q63 디지털의료기기소프트웨어란 무엇인가요?

✓ 디지털의료기기소프트웨어란, 디지털의료기기 일부를 구성하거나 그 자체로 디지털의료기기인 소프트웨어로서 독립형 디지털의료기기소프트웨어, 내장형 디지털의료기기소프트웨어, 액세서리 소프트웨어를 의미합니다.

Q64 로봇기술이 적용된 의료기기는 모두 디지털의료기기인가요?

✓ 「재활로봇 허가·심사 가이드라인」에 따른 의료기기의 자율도 6단계 이상에 해당하는 로봇 기술을 의미합니다.

✓ 자율도 6단계란 감시 결과에 기반하여 의료기기를 제어하기 위해 변수를 산출하고, 특정변수를 선택할 수 있으며, 조작자 혹은 환자는 의료기기에 의해 선택된 변수를 수정 할 수 있고, 의료기기는 수정된 변수에 따라 구동장착부를 제어하는 것을 말합니다.

Q65 인공지능기술이 적용된 의료기기는 모두 디지털의료기기인가요?

✓ 디지털의료기기의 사용목적과 관련하여 데이터를 학습하는 인공지능(기계학습) 기술이 적용된 의료기기만 디지털의료기기에 해당됩니다.

Q66 디지털의료기기란 무엇인가요?

✓ 디지털의료기기란 지능정보기술, 로봇기술 등 "디지털기술"이 적용된 "의료기기" 또는 "체외진단의료기기"를 말합니다.

Q67 디지털의료제품법에서의 제품명과 모델명 정의는 무엇인가요?

✓ 제품명과 모델명의 정의는 다음과 같습니다.

✓ 제품명이란, 해당 의료기기의 브랜드명 또는 상품명으로, 일반적으로 시장에서 제품을 홍보하거나 판매할 때 사용되는 이름입니다. 직관적이고 사용자가 쉽게 이해할 수 있도록 부여하며, 동일한 제품명 아래 여러 모델이 존재할 수 있습니다.

✓ 모델명이란, 특정 제품 내에서 세부적인 변형을 식별하기 위한 이름 또는 코드. 보통 기술 사양, 기능 또는 버전에 따라 구분되며 숫자와 문자의 조합으로 표시하는 것을 말합니다. 모델명과 제품명이 동일한 경우 생략 가능하며 모델명이 두 개 이상인 경우에는 디지털의료기기의 모든 기능을 포함한 대표 모델을 구분하여 기재합니다.

✓ 의료기기, 체외진단의료기기의 경우 제품명은 선택기재에 모델명은 필수기재지만, 디지털의료기기의 경우 제품명은 필수기재이며 모델명은 선택기재입니다.

Q68 액세서리 소프트웨어의 구체적인 구분 기준이 무엇인가요?

✓ 액세서리 소프트웨어에 결함(이상)이 발생하는 경우 디지털의료기기 사용목적에 "영향"을 미칠 수 있거나, 액세서리 소프트웨어의 유무에 따라 제품의 성능에 차이가 발생하는 경우 액세서리에 해당합니다.

✓ 예시로 캘리브레이션 소프트웨어, 영상품질(판독)에 영향을 미치는 소프트웨어, 생체신호 또는 제품의 성능을 좋게 해주는 소프트웨어 등이 있습니다.

Q69 액세서리 소프트웨어란 무엇인가요?

✓ 디지털의료기기의 사용목적을 보조, 지원 또는 강화할 목적으로 디지털의료기기 시스템으로 구성되어 사용되는 소프트웨어를 말합니다.

Q70 디지털 하드웨어란 무엇인가요?

✓「디지털의료제품의 분류 및 등급 지정 등에 관한 규정」 제2조 및 제3조에 따라 디지털의료기기의 사용목적을 구현하는 기계·기구·장치를 말하며, 이를 제어·구동하는 SW를 포함합니다.

Q71 제품군의 정의가 무엇인가요?

✓ 제품군이란 제조소 등이 같으며 주된 사용목적 및 작용원리가 동일한 1등급 또는 2등급 디지털의료기기 제품의 집단으로, 정보제공 또는 관리를 목적으로 하는 독립형 디지털의료기기소프트웨어의 경우를 말합니다.

Q72 제조 또는 수입하고자 하는 제품의 제품코드 및 등급은 민원인이 신청 시 정하여 신청하는 것인가요?

✓ 「디지털의료제품의 분류 및 등급 지정 등에 관한 규정」에 따라 디지털의료기기는 제조·수입허가 등을 받으려는 자가 제품코드 및 등급을 생성하여 허가 등을 신청하여야 합니다.

기타

Q73 디지털의료제품법 시행 전에 디지털의료기기를 제조, 수입하고 있었으나 식약처로부터 통보받지 못한 경우에는 어떻게 되나요?

✓ 디지털의료제품 콜센터를 통하여 관련 품목의 정보 제공이 필요하며, 식약처에서 검토 후 추가적인 조치 예정입니다.

Q74 실사용평가계획서 보고 시 내용을 검토하나요?

✓ 실사용평가계획서 보고 시 내용은 검토하지 않습니다.

✓ 다만, 민원인이 요청하는 경우 「디지털의료제품법 시행규칙」 제45조에 따른 사전검토는 가능합니다.

제2장

혁신진단기기 정책과

제 2 장 혁신진단기기정책과

임상검사실의 체외진단검사 인증

Q75 임상검사실 인증이란 무엇인가요?

✓ 「체외진단의료기기법」 제12조제1항에 따라 「의료법」 제3조에 따른 의료기관 및 「생명윤리 및 안전에 관한 법률」 제49조에 따른 유전자검사기관은 그 기관의 임상검사실 내에서만 사용하기 위하여 자체적으로 설계·구성한 체외진단검사체계를 갖추어 아래에 해당하는 검사를 실시하려는 경우 식품의약품안전처장에게 임상검사실의 체외진단검사 인증을 받아야 합니다.

1. 차세대염기서열분석(Next Generation Sequencing) 검사
2. 혈청, 혈장, 염색체, DNA, RNA 및 단백질 등에 체외진단검사 중 식품의약품안전처장이 고시하는 검사

✓ 「체외진단의료기기법」 제12조제3항에 따라 제12조제1항에 따른 인증을 받은 검사실에서 검사를 실시하기 위해 설계·구성한 '체외진단검사체계에 포함된 체외진단의료기기'는 해당 검사실 내에서만 사용하는 경우에 한정하여 제5조제3항 또는 제11조제2항에 따른 제조허가(인증 또는 신고) 또는 수입허가(인증 또는 신고) 받은 것으로 봅니다.

✓ 참고로 위 2.에 따른 식품의약품안전처장이 고시하는 검사는 아직 우리 처가 고시한 사항이 없음을 알려드립니다.

임상적 성능시험

Q76 시험형태(탐색, 확증, 허가 후 사용)에 무관하게 모두 임상적 성능시험 종사자 교육을 이수해야 하나요?

✓ 「체외진단의료기기법」 제9조에서 임상적 성능시험기관의 장과 임상적 성능시험을 하려는 자는 임상적 성능시험 종사자가 교육을 받도록 하여야 한다라고 규정하고 있는 점을 고려할 때, 시험형태에 따라 임상적 성능시험 종사자 교육에 대한 적용이 배제되지 않습니다.

Q77 디지털의료기기 허가를 위해 임상적 성능시험을 실시하려고 할 때, 임상적 성능시험기관으로 지정받지 않은 기관에서 임상적 성능시험을 할 수 있나요?

✓ 「디지털의료제품법」 제10조제3항 및 제4항에 따라 디지털의료기기로 임상적 성능시험을 하려면 식약처장의 지정을 받은 임상적 성능시험기관에서 실시하여야 하며, 만약 통신이나 네트워크 등을 이용하여 검체에서 데이터를 수집하는 시험 등 일정한 요건에 해당되는 경우에는 임상적 성능시험기관 외의 기관에서 실시할 수 있습니다.

체외진단의료기기 용기·외부포장 등의 기재사항

Q78 1등급 체외진단의료기기에 대한 표시·기재 관련 예외 사항은 없나요?

✓ 등급별로 표시·기재에 대해 예외사항을 두고 있지 않습니다.

Q79 체외진단의료기기의 제조소 소재지가 두 곳 이상인 경우, 용기나 외장 등에 주소를 어떻게 기재 해야하나요?

✓ 「의료기기 표시·기재 등에 관한 규정」 제6조에 따라 주된 제조소(상시 연락 또는 방문 가능한 장소)의 주소만 기재할 수도 있으며, 사용자에게 정확한 정보 제공을 위해 모든 제조소의 소재지를 기재할 수 있습니다.

Q80 체외진단의료기기의 부분품도 표시·기재 관련 규정의 적용 대상인가요?

✓ 부분품은 규정 적용 대상은 아니지만, 별도 유통이나 포장되는 경우라면 소비자에게 올바른 정보를 전달하기 위해 표시·기재를 권고하고 있습니다.

Q81 제품의 사용기한이 외부 포장에는 기재되어 있으나 내부용기(외장)에는 기재되어 있지 않을 경우, 법령 위반에 해당하나요?

✓ 사용기한은 필수 표시 사항으로 미기재시 위법이지만, 용기나 외장의 면적이 좁아 기재가 어려운 경우에는 생략할 수 있어 외부 포장에만 기재하였더라도 위법사항은 아닙니다.

Q82 수입 체외진단의료기기의 제조원에 제조자와 제조의뢰자 모두 존재하는 경우, 용기나 외장에 해당 정보를 모두 기재하여야 하나요?

✓「체외진단의료기기법」 제13조에 따라, 수입품에 대해서는 제조원의 제조사명과 제조국명을 표시하도록 규정하고 있고 제조원은 제조자와 제조의뢰자 모두를 의미하므로, 모두 기재해야 합니다.

Q83 해외 제조원의 영문라벨만 부착된 상태로 수입할 수 있나요?

✓ 수입업자가 자사의 품질관리 체계에 따라 '허가받은 영업소 내'에서 제품의 안전성·유효성에 문제가 없을 경우에 한하여 허가(인증·신고)받은 사항과 동일한 내용의 국문 라벨을 부착하는 것은 가능합니다.

✓ 아울러 수입업자는 「체외진단의료기기법」 등에 따른 표시·기재가 적합하게 되었는지 품질검사 실시 후 적합해야 제품을 출고할 수 있습니다.

Q84 '체외진단의료기기', '재사용 금지'라는 표시 대신 영문 약어(IVD) 또는 심볼로만 기재 가능한가요?

✓「체외진단의료기기법 시행규칙」 제3조, 「의료기기법 시행규칙」 제44조에 따라 기재사항은 한글 또는 한글에 병기(한자 또는 외국어)하도록 규정하고 있어, 한글 대신 영문 약어나 심볼만을 단독으로 기재하는 것은 불가능 합니다.

Q85 국내에서 제조의뢰자-제조자 관계로 제품을 제조하는 경우의 표시·기재는 어떻게 해야 하나요?

✓「체외진단의료기기법」 제4조 및 「의료기기법」 제20조는 용기 등에는 제조업자의 상호·주소를 기재토록 규정해 제조의뢰자 정보를 기재 하여야 합니다.

- 다만, 「체외진단의료기기법 시행규칙」 제37조는 첨부문서에 위탁자와 수탁자의 상호·주소를 기재하도록 규정하고 있으므로, 첨부문서에는 제조의뢰자(위탁자)와 제조자(수탁자) 상호·주소를 모두 기재하여야 합니다.

Q86 제조일자를 제조번호 또는 유효기간으로 대체하여 기재 가능한가요?

✓ 사용기한이 있는 경우 제조연월을 대신해 사용기한을 적을 수 있지만 제조일자를 제조번호로 대체하는 것은 불가능 합니다.

Q87 국내에 유통되는 제품의 첨부문서가 한글로 작성되어야 하나요?

✓ 「체외진단의료기기법」 제4조 및 「의료기기법」 제23조에 따라, 첨부문서 등의 기재사항은 한글로 읽기 쉽고 이해하기 쉽게 작성하도록 규정하고 있기에 한글로 작성되어야합니다. (단, 외국어 병기 가능)

Q88 체외진단시약을 검체 검사 수탁기관에 제공할 경우, 첨부문서를 인터넷 홈페이지에서 전자 형태로 제공할 수 있나요?

✓ 「체외진단의료기기법」 제15조에 따라 의료기관에서 주로 사용하는 것으로 식약처장이 정한 품목*에 해당한다면 인터넷 홈페이지를 통해 제공 가능합니다.

* 「인터넷 홈페이지 형태 첨부문서 제공 가능 의료기기의 지정에 관한 규정」

Q89 체외진단의료기기 용기 및 외장에 사용목적 기재 시, 바이러스 또는 박테리아의 명칭을 약자로 표기할 수 있나요?

✓ 「체외진단의료기기법」 제13조부터 제15조에 따른 기재사항은 같은 법 제4조 및 「의료기기 표시·기재 등에 관한 규정」 제3조제3항에 따라 허가·인증·신고사항을 기준으로 작성하여야 하며, 「의료기기법」 제24조제1항제1호에 따라 거짓이나 오해할 염려가 있는 사항의 기재는 금지하고 있습니다.

✓ 따라서 허가(인증·신고)받은 사항을 업체가 임의로 변경하여 기재하는 것은 상기 규정에 저촉될 수 있어 권장하지 않고 있음을 알려드립니다.

✓ 아울러, 체외진단의료기기 용기나 외장의 면적이 좁아 「체외진단의료기기법」 제13조에 따른 기재사항을 모두 적을 수 없는 경우, 같은 법 시행규칙 제36조에 따라 해당 기재사항을 외부의 용기나 포장 또는 첨부문서에 적은 경우 용기나 외장의 기재사항 생략이 가능하니 업무에 참고하시기 바라며, 이 경우에도 제조·수입업자의 상호 및 모델명은 생략 불가능한 필수 기재사항임을 알려드립니다.

Q90 체외진단의료기기 수입 시 기존 외국어 라벨과 동일한 형태의 국문 번역본 라벨을 부착해야 하나요?

✓ 체외진단의료기기 수입업자는 체외진단의료기기 용기나 외장, 외부포장, 첨부문서에 「체외진단의료기기법」 제13조부터 제15조까지에 규정된 사항을 모두 기재해야 하며, 「체외진단의료기기법」 제4조 및 「의료기기법」 제23조에 따라 동 기재사항은 한글로 읽기 쉽고 이해하기 쉬운 용어로 정확히 적어야 합니다.

✓ 아울러, 표시기재 사항을 라벨을 이용하여 제품에 부착할 경우 「의료기기 표시·기재 등에 관한 규정」 제3조제2항에 따라 제품에서 쉽게 떨어지지 않도록 하여야 함을 알려드립니다.

Q91 체외진단의료기기 외부 포장에 백색 가운과 청진기를 착용한 캐릭터를 표시할 수 있나요?

✓ 「체외진단의료기기법」 제4조 및 「의료기기법」 제24조제2항은 누구든지 체외진단의료기기의 광고와 관련하여 의사, 치과의사, 한의사, 수의사 또는 그 밖의 자가 의료기기의 성능이나 효능 및 효과에 관하여 보증, 추천, 공인, 지도 또는 인정하고 있거나 그러한 체외진단의료기기를 사용하고 있는 것으로 오해할 염려가 있는 기사를 인용한 광고를 하지 못하도록 규정하고 있습니다.

✓ 따라서 외부 포장에 청진기와 백색 가운을 착용한 캐릭터를 표시할 경우에는 상기 법률에 위반될 수 있습니다.

Q92 체외진단의료기기 용기 및 첨부문서에 제조업자가 판매업자의 정보를 기재하는 것이 가능한가요?

✓ 체외진단의료기기 제조업자 및 수입업자는 체외진단의료기기 용기나 외장, 외부포장, 첨부문서에 「체외진단의료기기법」 제13조부터 제15조까지에 따른 각 호의 사항을 기재하도록 규정하고 있으며, 판매업자 정보(판매업체명 등)을 추가 기재하는 것에 대하여 별도로 제한(규정)하고 있지 않습니다.

✓ 다만, 기재된 판매업자가 아닌 다른 판매업자에게 체외진단의료기기를 구매한 소비자가 판매업자를 오해할 우려가 있거나, 판매업자 정보를 제조업자 정보로 오해할 염려가 있을 경우, 「체외진단의료기기법」 제4조 및 「의료기기법」 제24조제1항에 저촉될 수 있으니 업무에 참고하시기 바랍니다.

✓ 또한, 판매업자 정보 기재(부착)로 인해 제품의 외부 포장이 훼손되거나 각 제품의 표시기재가 가려지지 않도록 유의하시기 바랍니다.

Q93 용기 또는 외장에 판매사의 로고 또는 명칭 기재가 가능한가요?

✓「체외진단의료기기법」 제4조 및「의료기기법」 제24조는 해당 제품에 관해 거짓이나 오해할 염려가 있는 항목의 표시·기재를 금지하고 있고 해당 행위는 소비자의 혼돈을 유발할 수 있는 행위로 판단됩니다.

Q94 허가증에 성능, 사용방법, 사용 시 주의사항 등도 영문으로 기재된 경우 표시·기재도 영문으로 할 수 있나요?

✓「체외진단의료기기법 시행규칙」 제3조,「의료기기법 시행규칙」 제44조에 따라 해당 품목 허가증·인증서·신고증명서에 외국어로 되어있는 경우에는 기재사항 작성 시에 한글 표기를 하지 않을 수 있습니다.

체외진단의료기기 제조·수입업 허가

Q95 체외진단의료기기 수입 시 수입업허가만 있다면 국내시설(창고) 및 별도의 감독 없이 수입 통관 후 유통이 가능한가요?

✓ 체외진단의료기기 수입업허가를 받으려는 자는 「체외진단의료기기법」 제5조제8항 및 제11조제5항에 따라 품질책임자를 두고, 「의료기기법」 제6조의2제1항에 따른 업무를 하게 하여야 하며,

- 「체외진단의료기기법 시행규칙」 제3조, 「의료기기법 시행규칙」 제31조제1항 및 [별표 4]의 수입업의 시설과 제조 및 품질관리체계의 기준 제1호에 따라 다음 시설을 갖추고 유지해야 합니다.

  1) 수입업무를 수행하는 영업소

  2) 제품을 보관하는 창고

  3) 품질관리를 위한 시험이 필요한 경우 시험실과 해당 시험에 필요한 시험시설

✓ 아울러 이를 정기적으로 점검하여 체외진단의료기기의 수입 및 품질관리에 지장이 없도록 해야합니다.

Q96 체외진단의료기기 제조·수입업 폐업을 신청하려고 하는데 어떻게 해야 하나요?

✓ 의료기기안심책방〉 의료기기 전자민원 〉 민원신청 〉 의료기기영업의휴업 · 폐업 등의 신고로 신청하시면 됩니다.

Q97 체외진단의료기기 수입업체의 품질책임자 변경을 미신고 하였을 경우 행정처분이 어떻게 되나요?

✓「체외진단의료기기법 시행규칙」[별표1] 제조업자 또는 수입업자에 대한 행정처분 기준 5. 가. 2) 에 해당하여 1차는 경고, 2차부터는 수입업무정지 처분을 받을 수 있음을 알려드립니다.

체외진단의료기기 첨부문서의 기재사항

Q98 외부포장에 QR코드를 이용하여 첨부문서를 전자적으로 제공하는 것이 가능한가요?

✓ 「체외진단의료기기법」 제15조제2항제3호에 따라, 「인터넷 홈페이지 형태 첨부문서 제공 가능 의료기기 지정에 관한 규정」에서 지정된 체외진단의료기기라면 첨부문서를 인터넷 홈페이지 형태로 제공할 수 있습니다.

✓ 「체외진단의료기기법」 제13조, 제14조 및 「의료기기법」 제20조제9호에 따라, 인터넷 홈페이지 형태로 첨부문서를 제공하는 체외진단의료기기인 경우 용기 및 외부포장에 인터넷 홈페이지 주소(URL)를 기재하도록 규정하고 있으며, 이때 해당 주소로 연결할 수 있는 QR 코드를 URL과 함께 기재하는 것도 가능합니다.

Q99 첨부문서 작성 시 네트워크 기반 저장매체 (Google Drive, OneDrive, Dropbox 등)가 「체외진단의료기기법」 제15조제2항제2호에 따른 전산매체에 해당되나요?

✓ 「체외진단의료기기법」 제15조제2항제2호에 규정된 '이동식저장장치(USB), 시디(CD) 등의 전산매체'는 사용자에게 유형(有形)의 상태로 제공할 수 있는 물리적 장치를 의미하는 것으로, 네트워크 기반 저장매체는 동 규정상 전산매체에는 해당하지 않습니다.

체외진단의료기기 판매업 등

Q100 의료기기 판매업 신고가 된 영업소에서 관리인이 상주하는 경우 자동자판기를 통한 개인용 소변검사지 판매가 가능한가요?

✓ 체외진단의료기기 판매업자는 체외진단의료기기의 품질 확보 등을 위하여「체외진단의료기기법」 제4조, 「의료기기법」 제18조제1항, 같은 법 시행령 제10조의2제1호, 같은 법 시행규칙 제39조, 제40조 및 [별표 6](의료기기 유통품질 관리기준) 등을 준수하여야 합니다.

✓ 체외진단의료기기 판매업 신고가 된 영업소에 관리인이 상주하는 경우라면 판매업자는 위 법령을 준수하면서 자동자판기를 통해 개인용 소변검사지를 판매할 수 있습니다.

Q101 허가받은 전문가용 마약진단키트를 온라인에서 판매할 수 있나요?

✓ 체외진단의료기기 판매를 업으로 하려는 자는 「체외진단의료기기법」 제4조 및 「의료기기법」 제17조에 따라 판매업신고를 하여야 하며, 판매업 신고자는 체외진단의료기기를 온라인을 통해 판매가 가능합니다. 이 경우 체외진단의료기기법령에 따른 판매업 신고자의 제반 준수사항을 철저히 이행해야 합니다.

✓ 제품의 허가사항(사용시 주의사항, 사용방법 등)에 전문가가 사용하도록 기술된 전문가용 제품이라면, 해당 제품의 안전한 사용 및 정확한 검사 결과판독 등을 위하여 허가사항에 따라 의료인 등 전문가에게 유통하는 것이 바람직합니다.

Q102 전문가용 체외진단의료기기임. 인터넷으로 판매하고 싶은데 판매할 수 있나요?

✓ 판매 자체를 규정하고 있지는 않으나, 전문가용 체외진단의료기기는 제품의 안전한 사용 및 정확한 검사 결과 판독을 위해 전문가에게 유통되는 것이 바람직합니다.

Q103 의료기기 수리업 말고 체외진단의료기기 수리업이 따로 있나요?

✓ 「체외진단의료기기법」 제4조 (다른 법률과의 관계)에 의하여 수리업에 관련한 사항은 의료기기법을 준용하고 있습니다.

Q104 체외진단의료기기 제조업자가 자사 제품이 아닌 타사 제품을 판매하려고 할 때 판매업 신고가 필요한가요?

✓ 「체외진단의료기기법」 제4조 및 「의료기기법」 제17조제2항제1호에 따라 체외진단의료기기 제조업자가 자신이 제조한 체외진단의료기기를 의료기기취급자에게 판매하는 경우에만 판매업 신고를 하지 아니할 수 있으므로, 타사에서 제조한 체외진단의료기기를 판매하려는 경우에는 같은 법 제17조제1항에 따라 판매업신고를 하여야 합니다.

체외진단의료기기 품질관리기준(GMP)

Q105 체외진단의료기기 GMP 통합심사 시 일괄신청 가능한 제조소의 수가 정해져있나요?

✓ GMP 정기심사 일괄신청이 가능한 경우라면, 일괄신청이 가능한 제조소의 수에 대한 별도 제한 규정을 두고 있지는 않습니다.

Q106 체외진단의료기기 수입업자의 소재지에 해당하지 않는 해외 물류센터에서 기재사항 부착 행위가 가능한가요?

✓ 체외진단의료기기 수입업자는 「의료기기법 시행규칙」 제33조제1항제15호에 따라 수입 체외진단의료기기 제조소에 대하여 같은 규칙 별표 4 제3호의 기준에 적합하게 제조한 의료기기를 수입하여 판매하여야 하며, 해당 제조소의 경우 제조 및 품질관리체계(GMP)에 대한 적합성이 확보되어야 합니다. 이때의 '제조'는 「의료기기 제조 및 품질관리기준」에 따라 "설계, 포장 및 표시기재 사항을 포함하여 체외진단의료기기를 생산하기 위한 모든 작업"을 의미합니다.

✓ 따라서 수입업자가 국내에서 기재사항을 부착하는 경우가 아니라면 해당 행위는 위 규정에 따라 GMP 적합성이 확보된 제조소에 한해 가능합니다.

Q107 체외진단의료기기 GMP 심사 시 제조업과 수입업 정기심사를 한 번에 진행할 수 있나요?

✓ 「체외진단의료기기 제조 및 품질관리기준」 (식약처 고시) 제7조제4항에 따르면 GMP 정기심사는 제조업자 또는 수입업자별로 일괄신청이 가능하므로 제조업과 수입업에 관한 GMP 정기심사를 동시에 신청할 수 없음을 알려드립니다.

Q108 제조의뢰자로부터 위탁받은 제조자가 제품을 설계하고 생산하여 체외진단의료기기를 생산하려고 할 때 체외진단의료기기 GMP는 제조의뢰자와 제조자가 전부 받아야 하나요?

✓ 체외진단의료기기 GMP 심사는 「체외진단의료기기 제조 및 품질관리기준」 제6조 제1항에 따라 제조소의 품목군별로 서류검토와 현장조사를 실시하며,

- 제조공정을 위탁 및 수탁하여 제조하는 제조소에 대해서도 제조의뢰자-제조자에 대하여 각각 서류검토와 현장조사를 실시하고 있습니다.
- 따라서, 자사가 타사로부터 제조공정을 수탁받아 제품을 제조하는 경우라면 제조의뢰자(타사)가 GMP 심사의 주체이므로, '제조의뢰자(타사)-제조자(자사)'의 관계로 하여 체외진단의료기기 GMP 심사를 받아야함을 알려드립니다.

✓ 아울러, 동 고시 제6조제2항제3호 또는 제5호에 따라 제조자(자사)나 제조의뢰자(타사)가 제조소A에 대해 서류검토 및 현장조사를 받아 유효한 '체외진단의료기기 GMP 적합인정서' 또는 '의료기기 GMP 적합인정서'를 보유하고 있다면, 적합성인정등 심사를 서류검토만으로 실시할 수 있음을 알려드리니 참고하시기 바랍니다.

Q109 소프트웨어 프로그램을 통하여 체외진단의료기기 품질검사에 관한 기록을 관리하려고 하는데 가능한가요?

✓ 「체외진단의료기기 제조 및 품질관리기준」 (식약처 고시) [별표 2] 4.2.4항 및 4.2.5항에 따라 체외진단의료기기 제조업자는 체외진단의료기기 품질관리에 필요한 각종 기록의 식별, 보관, 보안, 완전성, 검색, 보존기간 및 처리 등에 필요한 관리 방법을 규정한 절차를 문서화하여야 합니다.

✓ 따라서, 전자문서 관리에 대한 절차를 문서화하고 상기의 기록 관련 요구사항을 충족할 수 있도록 프로그램 및 서버의 식별, 보관, 보완, 완전성 등을 확보한다면, 체외진단의료기기 품질검사에 관한 기록을 전자적 방법으로 작성·관리하실 수 있음을 알려드립니다.

체외진단의료기기 해당여부

Q110 '배란테스트기'는 무엇인가요?

✓ '배란테스트기'는 여성의 소변에 포함된 황체형성호르몬 농도를 측정하여 배란의 시기를 예측하는 체외진단의료기기입니다.

체외진단의료기기의 등급분류과 지정

Q111 배란테스트기의 결과를 어떻게 알 수 있나요?

✓ 소변을 스트립에 묻혀 일정 시간 경과 후 결과선(Test)과 대조선(Control)을 비교하여 판독 결과를 확인합니다.

✓ 결과선(Test)이 대조선(Control)보다 진하거나 진하기가 같은 경우 배란시기일 가능성이 높으며, 결과선(Test)이 나타나지 않거나 대조선(Control)보다 흐린 경우는 배란시기가 아닐 가능성이 높습니다. 또한, 결과선(Test)과 대조선(Control)이 모두 나타나지 않거나 결과선(Test)만 나타난 경우는 재검사가 필요합니다.

혁신의료기기 지정 및 심사 등

Q112 기존에 혁신의료기기로 지정받은 제품이거나, 혁신의료기기로 지정받고 기존기술로 확인받은 제품도 통합심사를 신청할 수 있나요?

✓ 기존에 혁신의료기기로 지정받은 제품(일반심사)이거나, 혁신의료기기로 지정받고 기존기술로 확인받은 제품도 혁신의료기술평가 등 추가적인 특례를 위한 통합심사 신청이 가능합니다.

✓ 참고로 통합심사를 통해 혁신의료기기로 지정된 경우에는 기존 지정 번호 앞에 '통합'을 붙여 구분하고, 미지정된 경우에는 기존 지정 번호를 유지합니다.

* (지정된 경우) 일반 제20호 → 통합-일반 제20호
(미지정된 경우) 일반 제20호(기존번호 유지)

Q113 일반심사 신청 시 신청한 혁신의료기기군과 복지부에서 검토한 군이 다르게 결정이 나면 어떻게 되나요?

✓ 일반심사 시 군별로 다른 심사기준이 적용되므로 신청한 혁신의료기기군이 다른 군으로 변경되는 경우 군변경으로 인한 평가자료의 보완요청이 있을 수 있고, 보완기간 내(30일) 변경된 군의 지정기준에 맞는 자료를 구비하여 제출하면 됩니다.

Q114 혁신의료기기 일반심사를 진행하는 중 통합심사로 전환할 수 있나요?

✓ 혁신의료기기 통합심사와 일반심사는 접수기간 및 제출하는 서류에 차이가 있어 일반심사 진행중에 통합심사로 전환은 어렵습니다. 다만, 통합심사 예비검토중 대상 등에 해당하지 않는 경우 일반심사로 전환은 가능합니다.

* 통합심사 : 매월 첫 번째 월요일부터 7일간, 일반심사 : 상시신청

Q115 혁신의료기기 일반심사와 통합심사에서의 혁신의료기기군 검토는 동일한 절차로 진행되나요?

✓ 혁신의료기기군 검토는 일반심사와 통합심사 모두 동일한 절차로 진행됩니다. 다만, 군 검토 결과, 통합심사 대상 기술군에 해당하지 않으면 신청인과 협의하여 일반심사로 전환될 수 있습니다.

Q116 접수 이후 민원인이 제출 자료를 수정할 수 있나요?

✓ 전자민원시스템으로 제출된 자료의 임의 수정·보완은 원칙적으로 금지하고 있으나, 통합심사의 경우 접수이후 각 심사기관의 예비검토를 통해 누락된 자료 등의 수정 요청을 받은 경우 예비심사 기간(접수후 약 5일) 동안 전자민원시스템을 통해 자료의 수정 및 업로드가 가능합니다.

Q117 혁신의료기기 지정 심사 중간에 취소가 가능한가요?

✓ 혁신의료기기 지정 심사 진행을 중단하고자 하는 경우, 자진취하 신청을 통해 취소 가능합니다.

Q118 혁신의료기기 통합심사 적용 대상은 꼭 통합심사로만 진행할 수 있나요?

✓ 신청 제품이 통합심사 적용 대상(인공지능 기술/디지털 웨어러블 기술)이라도 일반심사로 신청 가능합니다.

Q119 혁신의료기기 통합심사 신청 화면에서 의료기기 인허가도 같이 신청할 수 있나요?

✓ 의료기기 인허가 신청은 혁신의료기기 지정 신청 민원에 포함되어 있지 않으며, 별도의 민원에 해당하므로 각각 신청해야 합니다.

※ 의료기기전자민원창구 - 민원신청에서 신청할 수 있으며, '의료기기 제조허가' 선택

Q120 아직 의료기기 허가를 받기 전인데 통합심사 신청 시 품목 허가증·인증서·신고서를 어떻게 내나요?

✓ 통합심사는 이미 허가를 받았거나, 허가 신청과 동시에 진행되며, 심사 진행중으로 허가증·인증서·신고서가 없는 경우 인허가 신청 증빙서류(접수증)를 제출하면 됩니다.

Q121 통합심사의 요양급여대상·비급여대상 여부 확인 결과, '기존행위와 대상, 목적 및 방법이 유사함 또는 기존행위 범주임'으로 통보 받은 경우의 의미는 무엇인가요?

✓ 신청행위는 기존행위로 건강보험 적용(준용)이 가능하며, 한국보건의료연구원의 혁신의료기술 검토는 중단된다는 의미입니다.

Q122 통합심사 이후 요양급여대상·비급여대상 여부 확인 결과 통보는 언제 받을 수 있나요?

✓ 통합심사 결과가 통보된 후, 신청인이 의료기기 제조 허가증 등을 건강보험심사평가원에 제출(인허가 동시 심사 건에 한함)하면, 심평원은 요양급여대상·비급여대상 여부 확인 결과를 신청인에게 통보합니다.

Q123 품목 인증을 받은 제품에 대해 혁신 의료기기 지정을 다시 신청할 수 있나요?

✓ 혁신의료기기는 통합심사와 일반심사로 운영되고 있으며, 통합심사는 혁신의료기기 지정 신청과 동시에 요양급여대상·비급여대상 여부 확인, 혁신의료기술평가를 동시에 신청하는 제도로, 혁신의료기기군의 첨단기술군 중 ①인공지능·빅데이터 기술, ②디지털·웨어러블 기술을 활용한 의료기기가 해당되며, 이미 인허가(인증)를 받았거나 혁신의료기기 지정 신청 시 인허가(인증)를 동시에 신청하는 의료기기가 대상입니다.

✓ 더불어 혁신의료기기 일반심사는 우선심사와 단계별심사의 인허가 특례 혜택을 받을 수 있는 제도로, 혁신의료기기군에 포함되는 의료기기를 대상으로 하며, 신청 시 품목이나 허가여부를 제한하고 있지는 않으나 제도취지의 목적 상 우선심사나 단계별 심사 특례 적용이 가능한 허가(인증) 전 제품화가 진행중인 의료기기가 적절할 수 있습니다.

✓ 추가로 혁신의료기기 신청대상 및 지정 신청 시 제출자료 종류·요건 등 세부사항은 우리 처에서 '22.10월 발간한 「혁신의료기기 지정 절차 및 방법, 기준 등에 관한 안내(민원인안내서)」 에서 확인하실 수 있으니 업무에 참고하시기 바랍니다.

Q124 디지털의료기기도 혁신의료기기 심사 절차를 신청할 수 있나요?

✓ 디지털의료기기도 혁신의료기기로 지정 신청이 가능하며, 통합심사와 일반심사의 신청대상 및 지정 시 제출자료 종류, 요건 등 세부사항은 우리 처에서 '24.12월 발간한 「혁신의료기기 지정 절차 및 방법, 기준 등에 관한 안내(민원인안내서)」 를 참고하시기 바랍니다.

Q125 통합심사 또는 일반심사로 신청하였으나, 미지정된 경우 재신청이 가능한가요?

✓ 미지정된 경우 자료 등을 보완하여 재신청 가능합니다. 다만, 재신청하는 경우 기존 제출된 자료에서 추가 변경·보완된 자료 등을 명확히 확인할 수 있도록 구분하는 등 협조를 부탁드립니다.

Q126 혁신의료기기 지정 신청 시 제출하는 자료의 성능시험 또는 임상시험 자료를 의료기기 인허가 자료로 제출할 수 있나요?

✓ 기술문서 성적서, 식약처장승인 임상시험자료 등 의료기기 인허가 자료 요건에 해당하는 경우 제출 가능합니다.

Q127 혁신의료기기 지정 신청 시 의료기기 품목허가 및 업허가가 있어야 되나요?

✓ 일반심사의 경우 의료기기 품목허가 및 업허가가 없어도 신청 가능합니다. 다만, 통합심사의 경우 의료기기 품목허가 및 업허가를 득하였거나 신청한 경우에 혁신의료기기 지정 신청이 가능합니다.

Q128 혁신의료기기로 지정된 제품을 판매할 수 있나요?

✓ 혁신의료기기 지정과 의료기기 인허가는 제도의 목적·절차 등이 다르므로 제품을 판매하기 위해서는 의료기기 인허가를 받아야 합니다.

Q129 혁신의료기기 통합심사에서 미지정인 경우 요양급여대상·비급여대상 여부 확인결과를 받을 수 있나요?

✓ 통합심사에서 혁신의료기기로 지정되지 않더라도 요양급여대상·비급여대상 여부 확인 결과는 별도로 받을 수 있습니다.

Q130 국민건강보험법 제41조제4항에 따른 비급여대상과 신청건의 사용목적 및 대상이 같거나 유사할 경우 혁신의료기기 통합심사평가로 신청할 수 있는지?

✓ 사용목적 및 대상이 국민건강보험법 제41조제4항에 따른 비급여대상과 같거나 유사한 경우 혁신의료기기 통합심사평가로 검토가 불가합니다. 따라서, 신청기술의 임상에서의 사용목적 및 사용대상이 국민건강보험법 제41조제4항에 따른 비급여대상인지 혹은 임시등재 가능여부 등에 대하여 상담이 필요한 경우 '건강보험심사평가원 요양기관업무포털(http://biz.hira.or.kr)/공인인증서 로그인/의료기준관리/행위평가신청/사전상담'에서 상담신청을 할 수 있습니다.

Q131 기존행위로 검토받은 기허가 제품도 혁신의료기기 통합심사를 통해 혁신의료기기로 지정되면 혁신의료기술평가대상이 되나요?

✓ 혁신의료기기 통합심사는 식약처 등 4개 관계 부처가 협력하여 혁신의료기기 지정과 혁신의료기술평가를 동시에 진행하는 제도입니다. 해당 기기가 기술의 혁신성, 잠재성 등을 고려해 혁신의료기기로 지정될 경우 혁신의료기술평가대상이 될 수 있습니다.

제3장

의료기기 허가과

제 3 장 의료기기허가과

임상시험계획의 승인

Q132 임상시험기관 외 실시할 경우 데이터(시스템) 수집·분석에 사용되는 제품에는 어떤 것이 있고 제출 자료에는 어떤 내용이 포함되어야 하나요?

✓ 임상시험(임상적 성능시험) 관련 데이터 측정(기록)에 활용되는 의료기기, 스마트기기와 데이터 전송/보관/처리 SW 등이 있습니다.

✓ 제품형태 : 모바일 앱, 웨어러블 기기 (의료기기, 스마트기기), 역할 : 데이터 기록

✓ 제품형태 : 별도의 소프트웨어, 역할 : 데이터 전송

✓ 제품형태 : 클라우드 서비스, 역할 : 데이터 보관, 처리

✓ 제출 자료에는 제품의 기술적 특성, 제품이 임상데이터를 어떻게 측정, 전송, 보관 등을 하는지에 대한 정보를 포함하여야 합니다.

Q133 데이터임상시험을 실시하는 경우 식약처, 임상시험심사위원회와 별개로 개별 법령에 따른 절차를 준수하여야 하나요?

✓ 데이터임상시험 실시 시 「디지털의료제품법」 뿐만 아니라 「개인정보보호법」 ,「의료법」에 따른 절차를 준수하여야 합니다.

Q134 이미 허가된 의료기기의 허가되지 않은 새로운 사용목적에 대한 유효성 연구를 위한 연구자 임상시험의 경우 식약처의 임상시험계획 승인을 받아야 하나요?

✓ "연구자 임상시험"의 경우에는 「의료기기법」 제10조 및 같은법 시행규칙 제20조, 「의료기기 임상시험계획 승인에 관한 규정」 (식약처 고시) 제2조제1항제3호에 따라 식품의약품안전처장의 의료기기 임상시험계획 승인을 받아야 합니다.

✓ 아울러, 임상시험계획 승인 신청 시에는 「의료기기법 시행규칙」 [별지 제19호] 서식에 따른 '의료기기 임상시험계획승인' 민원으로 신청하며, 해당 민원 처리기간은 30일이 소요됩니다.

Q135 개발중인 미허가 소프트웨어 의료기기를 이용하여 사람을 대상으로 유효성을 평가하는 연구가 임상시험인가요?

✓ 「디지털의료제품법」 제2조제5호에 따르면 "임상시험"이란 디지털의료기기의 안전성과 유효성을 증명하기 위하여 사람을 대상으로 수행하는 시험·연구를 뜻합니다.

✓ 따라서, '개발중인 미허가 소프트웨어 의료기기를 이용하여 사람을 대상으로 유효성을 평가하는 연구'는 임상시험에 포함됩니다.

Q136 수출 전용 독립형 디지털의료기기 소프트웨어의 임상시험을 위해 임상시험용 GMP 적합인정서가 있어야 하나요?

✓ 「디지털의료기기 제조 및 품질관리 기준」 제3조(적용범위)제2항에 따라 수출만을 목적으로 제조하는 디지털의료기기는 「디지털의료기기 제조 및 품질관리 기준」를 따르되, 적합판정 등 심사를 제외할 수 있도록 규정하고 있습니다.

✓ 「디지털의료기기 임상시험등 계획 승인 및 실시·관리에 관한 규정」 제3조(임상시험등 계획 승인 신청 시 제출자료의 요건 등)제1항제2호에 따르면, 임상시험계획 승인 신청 시 해당 임상시험용 디지털의료기기가 「디지털의료기기 제조 및 품질관리 기준」에 적합하게 제조됨을 입증하는 적합판정서를 제출하여야 하나, 독립형 디지털의료기기소프트웨어의 경우에는 제출이 제외됩니다.

Q137 식약처 승인 면제 대상 임상시험계획 또는 임상적 성능시험계획에 해당되는 경우 식약처 승인이 불가한가요?

✓ 디지털의료기기 임상시험의 경우 식약처 승인 면제 대상에 해당되더라도 민원인이 원하는 경우 승인 가능합니다.

✓ 다만, 디지털의료기기 임상적 성능시험의 경우 그 특성에 따라 식약처 또는 임상적 성능시험심사위원회의 승인을 받아야 합니다.

Q138 실사용평가와 시판 후 임상의 차이점이 무엇인가요?

✓ 실사용평가는 사전계획 없이 디지털의료기기를 사용하여 수집된 보건의료데이터를 후향적으로 관찰 또는 분석하는 시험·연구로 1) 「의료법」 제5조에 따라 면허를 받은 의료인의 책임하에 허가·인증·신고된 범위를 초과하여 사용하는 경우 2) 디지털의료기기 허가·인증·신고 등이 면제된 범위에서 사용하는 경우, 디지털의료기기를 사용하여 발간된 임상문헌, 부작용 사례 등을 종합적으로 분석한 결과 입니다.

✓ 시판 후 임상은 이미 허가·인증을 받거나 신고된 디지털의료기기의 허가·인증·신고되거나 변경 관리 계획 승인된 범위에서 안전성·유효성 또는 성능에 관한 사항을 증명하기 위하여 사전 계획에 따라 실시하는 임상시험 등 을 말합니다.

✓ 따라서, 시판 후 임상시험은 실사용평가의 일부에 해당합니다.

Q139 의료기기 임상시험에서 연구간호사(임상시험코디네이터, CRC)가 의료기기 관리자의 업무를 수행할 수 있나요?

✓ 「의료기기법 시행규칙」 제24조 [별표3] 의료기기임상시험관리기준 제5호나목7)에 따라 임상시험기관의 장은 임상시험용 의료기기의 적정한 관리를 위하여 해당 임상시험기관의 직원 중에서 관리자를 지정하여야 합니다. 다만, 임상시험의 특성에 따른 시험책임자의 요청이 있는 경우 심사위원회의 의견을 들어 시험책임자 또는 시험담당자로 하여금 임상시험용 의료기기를 관리하게 할 수 있습니다.

✓ 시험담당자란 「의료기기 임상시험 기본문서 관리에 관한 규정」 (식약처 고시) 제2조 제5호에 따라 시험책임자의 위임 및 감독 하에 임상시험과 관련된 업무를 담당하거나

필요한 사항을 결정하는 의사·치과의사·한의사 및 기타 임상시험에 관여하는 사람을 뜻하며, 「의료기기법 시행규칙」 제24조 [별표3] 의료기기임상시험관리기준 제7호 가목1)에 따라 임상시험기관 표준작업지침서에서 정하는 바에 따른 임상시험 실시에 필요한 교육·훈련 및 경험을 갖추어야 합니다.

✓ '연구간호사(임상시험코디네이터, Clinical Research Coordinator, CRC)'가 의료기기 관리자의 역할을 수행하기 위해서는 임상시험 및 시험대상자 보호와 관련된 지식과 경험을 갖추고 관련 교육·훈련을 실시하여야 하며, 시험책임자의 책임하에 관계 법령에 맞게 업무를 수행하도록 시험책임자가 그 역할을 위임하고 심사위원회로부터 의료기기 관리자로 승인을 받은 경우라면 시험담당자로서 의료기기 관리자의 업무를 수행할 수 있음을 알려드립니다.

Q140 의료기기 임상시험 대상자 모집 시 최소한의 한국인이 포함되어야 한다는 규정이 있나요?

✓ 임상시험 대상자 모집 시 한국인을 포함해야 한다는 규정은 별도로 없습니다. 다만, 「의료기기 허가·신고·심사 등에 관한 규정」 제29조제1항제12호라목1)에 따라 '민족적 요인의 차이가 있어 외국임상시험에 관한 자료를 그대로 적용하기가 어렵다고 판단되는 경우, 식약처장은 국내에서 우리나라 사람을 대상으로 한 자료를 추가 제출할 것을 요구할 수 있다'고 규정하고 있습니다.

Q141 1차 의원이 의료기기 임상시험에 참여할 수 있는 방법이 있나요?

✓ 현행 법령상 의료기기 임상시험기관 지정 신청 요건이 되지 않는 1차 의원이 임상시험에 참여할 수 있는 경우는 「의료기기법 시행규칙」 제21조의2에 따른 임상시험에 한정하여 참여가 가능하며, 그 외의 임상시험은 동법 제10조제1항에 따라 식약처장이 지정한 의료기기 임상시험기관에서만 수행이 가능합니다.

✓ 「의료기기법 시행규칙」 제21조의2(임상시험기관이 아닌 기관의 임상시험) 법 제10조제4항제1호 단서에 따른 임상시험의 특성상 임상시험기관이 아닌 기관의 참여가 필요한 임상시험이란 다음 각 호의 어느 하나에 해당하는 임상시험을 말한다.

1. 건축물 또는 시설물에 고정식으로 설치되어 이동이 불가능한 의료기기를 대상으로 하는 임상시험
2. 다음 각 목의 어느 하나에 해당하는 기관에서만 대상자를 모집할 수 있는 임상시험
   가. 「감염병의 예방 및 관리에 관한 법률」 제36조제1항 및 제2항에 따라 지정된 감염병관리기관
   나. 「감염병의 예방 및 관리에 관한 법률」 제37조제1항 각 호에 따라 감염병관리기관으로 지정되거나 설치·운영되는 의료기관 또는 격리소·요양소·진료소

Q142 익명·가명 데이터를 활용하여 임상시험(임상적 성능시험)을 하는 것이 가능한가요?

✓ 「개인정보보호법」 에 따라 익명·가명처리하거나, 「생명윤리 및 안전에 관한 법률」 에 따라 서면동의를 면제받은 경우 가능합니다.

Q143 과거 데이터를 사용해 인공지능 소프트웨어의 성능을 검증하는 연구가 임상 승인 대상인가요?

✓ 이미 수집된 데이터를 이용하여 인공지능 소프트웨어의 정확도를 검증하기 위한 것이라면, 「디지털의료제품법 시행규칙」 제14조(임상시험계획 승인 등) 제3항 제1호에 따라 '의료기기로부터 생성되었거나 수집·가공된 데이터를 사용하고 임상시험용 디지털의료기기를 임상시험 대상자에게 직접적으로 사용하지 않는 임상시험(이하 "데이터 임상시험"이라 한다)'으로 식약처장의 승인 제외대상에 해당하여 임상시험기관(IRB)의 승인을 통해 진행할 수 있을 것으로 판단됩니다.

Q144 임상 연구 시 실험 대상자에게 지급하는 사례비의 한도가 있나요?

✓ 의료기기 법령에서는 임상시험 참여자에게 사례비 지급여부, 지급액의 한도 등을 별도로 정하고 있지 않으며, 의료기기 임상시험 참여자에 대한 사례비 지급 시 지급액의 한도 등 관련 사항은 임상시험 의뢰자와 임상시험기관 간 임상시험 실시에 대한 계약 체결 시 임상시험 참여자에게 교통비 제공 등 관련 사항을 정할 수 있으므로 구체적인 사항은 해당 임상시험기관을 통해 확인하시길 바랍니다.

Q145 임상 중인 의료기기의 외장 케이스 변경을 하려고 합니다. 케이스 변경으로 인한 다른 변경사항은 없는데 임상시험계획변경승인에 해당하나요?

✓ 「의료기기임상시험계획 승인에 관한 규정」 제5조제1항에 따라 승인된 임상시험계획 중 다음 각 호의 어느 하나에 해당하는 사항을 변경하는 경우에는 변경승인을 받아야 합니다.

1) 임상시험용 의료기기의 구조·원리 등 기술적 특성의 변경으로 인해 새로운 안전성·유효성의 문제를 야기할 우려가 있는 경우
2) 사용목적의 변경 또는 추가를 위한 개발계획
3) 사용하고자 하는 임상시험용 의료기기의 제조소
4) 임상시험기관
5) 임상시험에 참여하는 피험자의 수, 피험자의 선정·제외기준 등
6) 임상시험용 의료기기의 안전성·유효성 평가 또는 피험자의 안전과 직접적으로 관련이 있는 관찰항목, 관찰기간 등

✓ 따라서, 제품의 크기(치수), PCB, 회로도 등의 변경으로 의료기기의 구조·원리 등 기술적 특성이 변경되는 경우 임상시험용 의료기기의 안전성·유효성에 대한 영향여부에 대하여 변경승인을 통해 확인 받아야 합니다.

Q146 의료기기 임상시험 중 발생한 예상하지 못한 중대한 의료기기 이상반응 보고 시 제출해야 하는 서류는 어떤 것인가요?

✓ 「의료기기법 시행규칙」 제24조1항 [별표 3] "의료기기 임상시험 관리기준" 제8호러목에 따라 중대하고 예상하지 못한 모든 의료기기 이상반응을 기한 내에 보고해야 하며, 보고 시 [별지 56호서식] 의료기기이상반응 보고서 및 [별지55호서식] 의료기기이상반응 신속보고서 를 함께 첨부하여 제출해야 합니다.

Q147 임상시험 종료보고 시 제출하는 서류가 있나요?

✓ 「의료기기법 시행규칙」 제24조제2항 임상시험을 종료하였을 때에는 종료일로부터 20일 이내에 별지 제26호 서식의 보고서를 식품의약품안전처장에게 제출해야 합니다.

Q148 임상시험 중 중대한 이상사례가 발생한 경우 언제 보고해야 하나요?

✓ 「의료기기 임상시험계획 승인에 관한 규정」 제7조제1항에 따라 예상하지 못한 중대한 이상사례는 즉시 처장에게 보고하여야 합니다.

Q149 AI를 이용한 합성데이터, 임상표준데이터 등을 활용하는 시험이 임상시험(임상적 성능시험)에 해당하나요?

✓ AI를 이용한 합성데이터 활용 시험 또는 식약처장이 지정한 임상 표준데이터를 활용한 소프트웨어 성능 및 유효성 검증평가는 임상시험(임상적 성능시험)에 해당하지 않습니다.

Q150 의료기기 임상시험기관에 소속된 연구자가 출장을 통해 임상시험기관이 아닌 장소에서 임상시험 대상 환자에게 의료기기를 적용했을 시에 임상시험기관 내 임상시험으로 볼 수 있나요?

✓ 「의료기기법」 제10조제4항제1호에 따라 의료기기임상시험은 식약처장이 지정한 임상시험기관에서 실시하여야 하며, 임상시험기관으로 지정 시 동법 시행규칙 제21조에 따라 해당 임상시험기관의 소재지를 지정하고 있습니다.

✓ 또한 동법 시행규칙의 [별표 3] 의료기기 임상시험 관리기준 제5호나목4)에 따라 임상시험기관의 장은 해당 임상시험의 실시에 필요한 임상시험실, 설비 등을 갖추도록 하고 있습니다.

✓ 따라서 식약처장이 지정한 임상시험기관에 소속된 연구자가 임상시험기관으로 지정받지 않은 제3의 장소에서 환자를 대상으로 임상시험용 의료기기를 적용하는 등 임상시험을 수행하는 것은 불가합니다.

Q151 임상시험(임상적 성능시험)기관 외 승인을 받아야 하는 경우도 있나요?

✓ 임상시험기관(임상적 성능시험기관)이 아닌 곳에서 임상시험대상자 모집 및 임상시험 관련 데이터의 수집·분석 등 임상시험(임상적 성능시험)의 일부가 이루어지는 경우를 말합니다.

✓ 다만, 디지털의료기기의 특성상 단순히 정보통신서비스(클라우드) 등을 통하여 디지털 의료기기를 제공하는 경우는 임상시험(임상적 성능시험) 기관 외 승인은 불필요하나, 임상시험(임상적성능시험) 실시기준의 관련 사항은 준수하여야 합니다.

Q152 임상시험(임상적 성능시험)기관 외 실시에 대한 IRB 승인 주체는 어디인가요?

✓ 해당 임상시험(임상적 성능시험)을 주관하는 임상시험기관(임상적 성능시험기관)에서 해당 사항에 대한 IRB 승인이 필요합니다.

Q153 임상시험용 의료기기도 일반 의료기기의 표시기준과 동일하게 용기 또는 외장에 표시기재를 해야 하나요? 또한 임상시험용 기기 라는 문구를 용기 또는 외장에 반드시 기재 해야하나요?

✓ 「의료기기법」 제20조(용기 등의 기재사항)에 따라 의료기기 제조업자 및 수입업자는 의료기기의 용기나 외장에 제1호 내지 제9호까지 각 호의 사항을 적어야 하나, 동법 시행규칙 제42조(용기 등의 기재사항) 제1호에 따라 용기나 외장의 면적이 좁거나 용기 또는 외장에 법 제20조 각 호의 사항을 모두 기재할 수 없는 경우에는 모델명과 제조업자(또는 수입업자)의 상호를 제외한 나머지 기재사항을 외부의 용기나 외부의 포장 또는 첨부문서에 기재할 수 있도록 하고 있으며, 임상시험용 의료기기도 위 조항을 동일하게 따르도록 하고 있음을 알려드립니다.

✓ 또한 임상시험용 의료기기는 동법 시행규칙 제43조(첨부문서의 기재사항) 제2항에 따라 "임상시험용"이라는 표시, 제품명 및 모델명, 제조번호 및 제조연월일, 보관(저장)방법, 제조업자 또는 수입업자의 상호, "임상시험용 외의 목적으로 사용할 수 없음"이라는 내용을 임상시험용 의료기기의 첨부문서에 기재하여야 함을 알려드립니다.

제조허가 및 변경(체외진단의료기기·디지털의료제품 포함)

Q154 체외진단의료기기 2등급 허가 제품을 대조기기로 동등비교하였을 경우, 신청 품목도 2등급 허가에 해당하나요?

✓ 신청 품목이 기허가받은 2등급 제품과 「체외진단의료기기 허가·신고·심사 등에 관한 규정」 제2조에 의한 '동등제품'에 해당하는 경우 2등급 인증으로 신청가능 합니다.

✓ 다만 동등제품으로 판단되더라도 신청 제품 특성에 따른 임상적 성능을 표방하고자 하거나, '새로운 제품' 또는 '개량제품'에 해당하여 「체외진단의료기기 허가·신고·심사 등에 관한 규정」 [별표7] 주1)에 따라 성능 및 유효성을 입증하기 위한 임상적 평가기준(판정기준치 등)이 필요한 제품인 경우에는 임상적 성능 자료 제출이 필요하여 2등급 허가로 진행해야 합니다.

✓ 참고로, 동등제품 해당여부는 「체외진단의료기기법 시행규칙」 제5조 및 「체외진단의료기기 허가·신고·심사 등에 관한 규정」 제22조 및 [별지 제2호서식]에 따른 본질적 동등품목 비교를 통해 가능합니다.

Q155 「디지털의료제품 허가·인증·신고·심사 및 평가 등에 관한 규정」 제26조 제1항의 전자적 침해행위로부터 보호 조치에 관한 자료에 KOLAS가 전문기관으로 인정되나요?

✓ 「디지털의료제품 허가·인증·신고·심사 및 평가 등에 관한 규정」 (식약처 고시 제2025-25호, 2025.4.15. 제정) 제26조제1항제5호가목에 따라 다음 중 어느 하나에 해당하여야 합니다.

1) 식약처장이 지정한 시험·검사기관에서 발급한 자료

2) 대학 또는 연구기관 등 국내·외의 전문기관에서 시험한 것으로서 해당 기관의 장이 발급하고 그 내용(기관의 시험시설 개요, 주요설비, 시험자의 연구경력 등을 포함한다)을 검토하여 타당하다고 인정할 수 있는 자료

3) 「디지털의료제품법」 제24조에 따른 디지털의료기기소프트웨어 품질관리기준 또는 이와 동등 이상의 규격에 따른 제조사의 품질관리시스템 하에서 실시한 자료

✓ KOLAS 기관에서 발급한 전자적 침해행위로부터의 보호 조치에 관한 자료는 상기 규정사항 중 2)의 대학 또는 연구기관 등 국내·외의 전문기관에서 시험하여 발급한 자료로 판단할 수 있으며, 이 경우 해당 기관의 장이 발급하고, 그 내용(기관의 시험시설 개요, 주요설비, 시험자의 연구경력 등을 포함한다)을 검토하여 타당하다고 인정할 수 있는 자료에 해당됩니다.

Q156 경미한 변경은 1등급 의료기기만 신청할 수 있나요?

✓ 「의료기기법 시행규칙」 제26조제5항에 따라 변경되는 사항이 제조품목의 외관, 포장재료, 포장단위 등의 변경으로서 식품의약품안전처장이 정하여 고시하는 경미한 사항의 경우는 등급과 상관없이 경미한 변경을 신청할 수 있습니다.

Q157 1등급 의료기기 모델명 추가가 경미한 변경에 해당하나요?

✓ 의료기기 경미한 변경 보고 민원인 안내서 34페이지에 따라 단순히 모델명을 변경 또는 추가하는 경우는 경미한 변경 보고 대상이 아닙니다.

Q158 경미한 변경 시 제출해야 하는 자료가 있나요?

✓ 「의료기기 허가·신고·심사 등에 관한 규정」 [별지 제1호] 의료기기 제조(수입)인증(신고)의 경미한 변경 사항 보고서를 작성하면 됩니다.

Q159 기존 의료기기에 수출용 의료기기 제품명을 추가하려고 하는데 가능한가요?

✓ 「의료기기 허가·신고·심사 등에 관한 규정」 [별표 3]의 경미한 변경사항 '29번 제품명 추가'를 통해 변경 하실 수 있습니다.

Q160 4등급 의료기기 허가증에 현재 용량이 100g, 200g이 있는데 50g 을 추가해도 되나요?

✓ 구성품 중 제품의 사용방법, 성능, 안정성 등에 영향을 미치지 않는 구성품(예: 장비세척용 시약 등)을 삭제하거나 구성시약의 총량, 수량 또는 용량만을 변경하는 경우는 경미한 변경 보고 대상입니다.

Q161 경미한 변경의 경우 의료기기 품목 허가증에 변경사항을 이면기재할 수 있나요?

✓ 「의료기기 허가·신고·심사 등에 관한 규정」 제19조제8항에 의해 제조업자·수입업자는 경미한 변경사항이 발생할 때마다 해당 제조(수입) 허가증·인증서 뒷면의 변경 및 처분사항 등 란에 변경일자와 변경내용을 기재하여야 합니다.

Q162 제조사 상호가 변경되었는데 경미한 변경사항인가요?

✓ 「의료기기 허가·신고·심사 등에 관한 규정」 제19조제4항에 따라 [별표3]의 '11번 상호변경에 따른 제조자(수탁자) 명칭변경'은 경미한 변경사항에 해당합니다.

Q163 조합의료기기에 사용하는 의료기기 중 기존에 허가받은 A라는 의료기기와 동일한 사양의 의료기기를 생산하는 타업체에서 공급받은 B라는 의료기기를 동일한 모델명에 A사의 의료기기와 B사의 의료기기를 혼용하여 사용이 가능한가요?

✓ 「의료기기법」 제12조 및 같은 법 시행규칙 제26조제3항에 따라 의료기기 제조업자는 의료기기 제조허가를 받은 사항에 변경이 있는 경우에는 변경허가신청서 및 변경사항을 확인할 수 있는 서류 등을 첨부하여 변경허가를 받아야합니다.

✓ 조합의료기기로 허가받은 모델명에 동일 사양의 타업체를 추가 할 수 있으며, 구성품인 의료기기의 공급업체 추가는(허가·인증 번호 추가) 의료기기 변경허가를 득해야 함을 알려드립니다.

Q164 현재 의료기기 허가 보유 중이나 AI/ML 기능은 없음. 추후 AI/ML 기능 추가 시 어떻게 해야 하나요?

✓ 디지털의료기기에 해당되는 경우에는 디지털의료제품법이 적용되며 해당 제품에 대하여 신규 허가로 진행하여야 합니다.

✓ 다만 이 경우 관련 , 규정에 따라 추가되는 AI/ML 기능에 관한 첨부서류만 제출(변경과 동일)할 수 있습니다.

Q165 회사 사정으로 인해 GMP를 받지 못해 자사에서 보유한 기술문서적합 통지서를 GMP를 보유한 타사에 양도양수하고자 하는데 법적으로 양도양수가 가능한가요?

✓ 「의료기기법」 에서는 의료기기 기술문서 등의 심사결과 통지서의 양도양수에 대하여는 별도로 규정하고 있지 않습니다.

✓ 참고로, 의료기기 제조 및 품질관리 시설을 갖추지 못하였을 경우 「의료기기법」 제7조(조건부허가 등)에 따라 법 제6조제4항에 따른 시설과 제조 및 품질관리체계(GMP)를 일정한 기간 이내에 갖출 것을 조건으로 허가받을 수 있으며, 조건부 허가증은 양도양수가 가능합니다.

Q166 의료기기 전기·기계적 안전에 관한 공통기준규격 시험을 수행하는 시험기관이 따로 있나요?

✓ 「의료기기 허가·신고·심사 등에 관한 규정」 제29조제4조제가목에 따라 다음의 기관에서 발급된 성적서를 제출해야 합니다.

1) 식약처장이 지정한 시험 · 검사기관에서 발급한 시험성적서
2) 국제전기기술위원회(IEC)가 운영하는 국제전기기기기인증제도(IECEE CB-Scheme)에 따라 국제공인시험기관(NCB : National Certification Body)에서 발급한 시험성적서
3) 한국인정기구(KOLAS: Korea Laboratory Accreditation Scheme)(이하 "KOLAS"라 한다)에서 인정한 의료기기 분야의 시험검사기관에서 인정된 규격코드로 적합하게 발급한 시험성적서
4) 해당 의료기기에 대하여 경제협력개발기구(OECD) 회원국에 허가 당시 제출되어 평가된 시험성적서로 해당 정부 또는 정부가 허가 업무를 위임한 등록기관이 제출받아 승인하였음을 확인한 자료 또는 이를 공증한 자료

5) 국제시험기관인정협력체(ILAC)의 상호인정협약(MRA)에 따라 ISO/IEC17025를 인정받고, 해당 의료기기 국제규격의 모든 시험항목을 시험할 수 있는 국제시험검사기관에서 적합하게 발급한 시험성적서

✓ 아울러, 의료기기 시험기관 지정 현황은 식품의약품안전처 홈페이지에서 확인하실수 있으며, 식약처 홈페이지〉 정책정보〉 시험검사기관〉 시험검사기관 지정현황 내 '의료기기 시험검사기관 지정 현황' 게시물을 통해 확인 가능합니다.

Q167 기허가 받은 수출용 의료기기 제조허가에 대한 동일제품의 수출용 제조허가가 가능한가요?

✓ 「의료기기 허가·신고·심사 등에 관한 규정」(식약처고시)제3조 제11항에 따라 제조의뢰자로부터 위탁받은 제조자가 제품을 설계·개발·생산하는 방식으로 제조한 의료기기(국내에서 제조된 의료기기에 한함)라면 동일성 검토를 통해 동일제품임을 확인받은 의료기기에 대해 수출용 제조허가 신청이 가능합니다.

Q168 기존 의료기기에 액세서리 기능(AI/ML)이 추가되어 신규로 전환 허가 등을 받는 경우 제출해야 하는 자료는 무엇인가요?

✓ 허가 등 신청 시 액세서리를 고려하여 기재항목을 적고, 전환 허가 제품이 기허가 등 제품과 동일함을 입증하는 서류를 함께 제출하는 경우에 한하여, 액세서리의 특성을 반영한 소프트웨어 검증 및 유효성에 관한 자료(독립형 디지털의료기기 소프트웨어) 또는 성능에 관한 자료(소프트웨어 내장 디지털의료기기)를 제출합니다.

✓ 다만, 심사자의 판단*에 따라 전자적 침해행위 보호 조치에 관한 자료 및 소프트웨어, 사용적합성에 관한 자료를 요구할 수 있습니다.

* 제조 및 품질관리체계에 따라 보안 및 사용적합성에 대한 사항이 유지되지 않는 것으로 판단되는 사실적 근거가 있는 경우 등

Q169 기 수입허가된 된 제품을 한벌구성의료기기로 허가를 득하려고 할 때, 허가 당시 각 제품의 문서(기술문서 심사자료 등)을 제출해야 하나요?

✓ 기 허가된 두 제품을 한벌구성의료기기로 허가를 득하고자 한다면, 「의료기기 허가·신고·심사 등에 관한 규정」 제8조에서 제18조에 따라 허가신청서 항목을 작성해야 합니다.

✓ 이 때 기 허가된 사항과 동일하게 작성(단, 상기 규정에서 정하고 있는 한벌구성의료기기 기재 방법* 준수)하는 경우, '의료기기수입허가(기술문서 등 심사 불필요)'로 신청하시면 되며, 허가 당시 제출된 문서 등 기술문서 심사자료를 제출하지 않아도 됩니다.

Q170 기 허가된 두 제품으로 한벌구성의료기기로 허가를 신청하는 경우, 각 제품의 제조자가 상이하고 한 제품의 제조자(A)가 두 제품을 한벌구성의료기기로 구성하여 공급한다면 해당 제조자(A)를 허가증에 제조자로 기재할 수 있나요?

✓ 기 수입허가된 두 제품을 한벌구성의료기기로 허가를 신청하는 경우, 허가사항대로 각 의료기기의 제조원 정보를 기재하여야 합니다.

Q171 체외진단의료기기 완제품을 제조하기 위해 제조공정을 자사의 여러 제조소에서 연속하여 제조하는 경우 품목 허가 신청서 상 제조소 소재지를 어떻게 작성해야 하나요?

✓ 「체외진단의료기기법 시행규칙」 제6조제1항 및 제26조제1항에 따르면 체외진단의료기기 제조(수입)허가를 받으려는 자는 허가신청서에 법 제5조제5항 및 제11조제4항 본문에 따른 시설과 제조 및 품질관리체계를 갖추었음을 증명하는 자료(GMP적합인정서)를 제출하도록 규정하고 있습니다.

✓ 이에 품목허가 신청서 상의 제조자 소재지는 제출된 GMP 적합인정서와 일치되게 기재하여야 함을 알려드리니 참고하시기 바랍니다.

Q172 동등공고제품 신청 시 기술문서 심사를 제외한 성적서만 제출하는 것인가요?

✓ 「의료기기 허가·신고·심사 등에 관한 규정」 제23조제3항에 의해 동등공고제품은 기술문서 심사대상에서 제외됩니다.

Q173 동등공고제품 인증 시 국내 허가받지 않은 의료기기와 동등품목 비교를 할 수 있나요?

✓ 「의료기기 허가·신고·심사 등에 관한 규정」 제3조제9항 식약처장은 2등급 의료기기 중 동등제품으로 3회 이상 허가·인증 받은 제품에 대하여 사용목적, 작용원리, 원재료, 성능, 시험규격 및 사용방법 등을 식품의약품안전처 홈페이지를 통해 공고할 수 있습니다. 따라서, 식품의약품안전처 홈페이지를 통해 공고된 제품에 한해 동등공고제품 인증을 진행할 수 있습니다.

Q174 범용 전기 수술기(A35010.01)로 허가를 받은 제품을 치과 분야에 판매하려면, 치과용 전기 수술기(A35010.04)로 별도 허가를 받아야 하나요?

✓ "전기수술기" 품목 중에 '치과영역의 수술 시에 고주파 전류를 사용하여 구강 내 조직의 절개 또는 응고에 사용하는 전용 전기 수술기' 목적의 의료기기는 '치과용 전기 수술기' 품목이 별도로 설정되어 있으므로,

✓ 상기 사용목적으로 사용하기 위하여는 「의료기기법」 제6조, 제15조 및 「의료기기법 시행규칙」 제5조, 제30조에 따라 별도의 신규 품목으로 제조(수입)허가를 신청하여야 함을 알려드립니다.

Q175 동일 제품군에 해당하는 의료기기의 신규 허가증 발급이 가능한가요?

✓ 「의료기기 허가·신고·심사 등에 관한 규정」 제2조(정의)에 따라 '동일제품군'이란 제조국, 제조사, 품목명이 동일한 의료기기 중 사용목적, 사용방법, 제조방법 및 색소나 착향제를 제외한 원재료(기구·기계는 제외한다)가 동일한 것으로 색상, 치수 등의 차이가 있거나 구성 부분품이 변경 또는 추가되는 일련의 모델(시리즈 제품)들로 구성된 것 규정하고 있습니다.

✓ 또한, 동 규정 제3조2항에 따라 품목별로 허가 · 인증을 받거나 신고하려는 자는 신청하고자 하는 제품이 동일제품군에 해당하는 경우에 하나의 품목허가 · 인증 또는 품목신고로 신청하여야 한다고 규정하고 있습니다.

✓ 신규로 허가받고자 하는 제품이 이미 허가받은 제품과 사용목적, 사용방법, 제조방법 및 원재료 등이 동일한 '동일제품군'이라면, 기 허가받은 품목허가에 모델을 추가하는 변경허가로 신청(하나의 허가증으로 관리)하여야 함을 알려드립니다.

Q176 동일성 검토 이후 GMP를 득할 시 조건부 허가로 진행이 가능한가요?

✓ 해당 제품의 제조허가를 득할 때까지 해당 제조원 및 품목군에 대한 KGMP 적합인정서를 제출하지 않을 경우 「의료기기법」 제7조에 따라 조건부 허가될 수 있습니다.

Q177 동일성 검토를 통해 품목허가된 의료기기(子허가)가 원허가증(母허가) 보유업체에 양도양수 되어 하나의 업체에서 동일제품에 대한 허가증을 2개 보유하게 되는데 어떻게 해야 하나요?

✓ 의료기기 제조품목에 대하여 동일제품 검토를 받아 기술문서 심사 없이 허가하는 제도를 운영하는 취지는 제조의뢰자(子허가증 보유업체)로부터 위탁받은 제조자(母허가증 보유업체)가 제품을 설계·개발·생산하는 방식으로 제조하는 것을 허용하기 위한 것이므로, 두 기업이 인수합병되어 위와 같은 제조의뢰 관계가 없어진 경우에는 동일제품에 대한 의료기기(子허가)는 취하해야 합니다.

Q178 동일성 검토로 허가를 받으려고 할 때, 타사의 허가증 기술문서 내용을 그대로 제출해야 하나요?

✓ 동일성 검토로 허가받고자 하는 경우, 이미 허가받은 제품과 동일제품임을 입증하는 아래와 같은 자료를 모두 첨부하여 신청하여야 합니다.

1) 이미 허가받은 의료기기와 사용목적, 작용원리, 원재료, 성능, 시험규격 및 사용방법 등이 동일한 의료기기에 해당함을 입증할 수 있는 자료

〈예시〉 기술문서에 준하는 자료, 제품안내서

2) 허가받고자 하는 제품이 동일제조소(수입의료기기의 경우 제조국가·제조회사·제조소가 동일한 경우)에서 제조된 의료기기에 해당됨을 입증하는 자료

〈예시〉 제조원이 기 허가된 동일제품을 동일성검토 신청자에게도 공급한다는 내용의 증명서

Q179 동일성 검토를 통해 품목허가된 의료기기(子허가)를 가지고 있는 경우, 원허가(母허가)가 변경되었다면 동일성 검토를 통한 허가(子허가)도 변경허가가 필요한가요?

✓ 동일성 검토를 통해 의료기기 수입 허가받은 이후에는 동일성 검토 대상 비교 품목의 변경에 따라 반드시 허가사항을 변경할 필요는 없습니다.

✓ 아울러, 동일성 검토 대상 비교 품목의 변경허가 여부와 상관없이 품목 허가를 보유하고 있는 수입업체가 독립적으로 허가 사항이 변경된 제품을 수입하여 판매하고자 할 경우에는 「의료기기법」 제12조 및 같은 법 시행규칙 제26조제3항 및 제15조제6항(준용)에 따라 변경허가(인증 또는 신고)서 및 변경사항을 확인할 수 있는 서류 등을 첨부하여 변경허가를 신청하여야 함을 알려드립니다.

Q180 디지털의료기기 경미한 변경사항 시 연차보고인가요?

✓ 「디지털의료제품 허가·인증·신고·심사 및 평가 등에 관한 규정」 제7조제3항에 해당하지 않는 경우 경미한 변경사항이며, 동규정 제5항에 따라 다음 각 호의 어느 하나에 해당하는 변경을 제외하고는 변경 사항이 있는 날이 속하는 연도의 다음 해 1월 31일까지 제출해야 합니다.

1. 제품명 변경(상호변경에 따른 변경을 포함한다)
2. 모델명 변경, 추가 또는 삭제
3. 제19조제2호에 따른 수입 제품의 수출국 제조자(수탁자) 소재지 변경
4. 새로운 안전성 정보 또는 제품의 안전성 · 유효성에 영향이 없는 사용 시 주의사항의 변경
5. 변경관리 계획 범위에서의 변경

Q181 심사 시 제출해야 하는 자료는 무엇인가요?

✓ 독립형 디지털의료기기소프트웨어의 경우 사용목적 및 작용원리에 관한 자료, 국내외 현황 및 개발경위 등에 관한 자료, 소프트웨어 검증 및 유효성에 관한 자료, 임상시험 등 평가에 관한 자료, 전자적 침해행위로부터의 보호 조치에 관한 자료, 사용적합성에 관한 자료, 전문가용 디지털의료기기소프트웨어에 관한 자료(해당하는 경우), 변경관리 계획서(해당하는 경우)를 제출합니다.

✓ 소프트웨어 내장 디지털의료기기의 경우 독립형 디지털의료기기소프트웨어의 자료에 추가로 다음 자료를 제출합니다.

✓ 전기·기계적 안전에 관한 자료, 생물학적 안전에 관한 자료, 방사선에 관한 안전성 자료, 전자파 안전에 관한 자료, 성능에 관한 자료, 물리·화학적 특성에 관한 자료, 안전성에 관한 자료 중 해당하는 경우만 추가적으로 제출합니다.

Q182 디지털의료기기에 해당하지 않는 (체외진단)의료기기를 취급했던 (체외진단)의료기기업자가 '25.1.24. 이후 디지털의료기기를 취급하려는 경우, 디지털의료기기 업 허가를 받아야 하나요?

✓「디지털의료제품법」에 따른 신규 영업 허가를 받아야 합니다.

Q183 디지털의료제품법 제정으로 인해 디지털의료기기로 전환해야 하는데 별도로 정해진 시기가 있나요?

✓ 디지털의료기기 전환시기는 별도로 정해진 것이 아니며, 이미 허가 또는 인증받거나 신고한 해당 제품이 디지털의료기기에 해당된다면 「디지털의료제품법」 부칙 제4조(허가·인증·신고 등에 관한 경과조치) 제2항에 따라 '25.1.24.부터 이미 디지털의료기기로 수입신고한 것으로 보고 있습니다.

Q184 의료기기 멸균 공정은 수출국에서 진행하고 제품 제작부터 포장까지는 국내에서 하여 해당 제품을 수출하려는 경우 허가가 필요한가요?

✓ 국내에는 판매하지 않고, 멸균 전 포장공정까지 완료되어 제품 성능이 발휘될 수 있는 의료기기를 수출하려는 경우에는「의료기기법」 제6조 및 같은법 시행규칙 제5조에 따른 수출용 의료기기로 제조 허가를 받아야 합니다.

Q185 멸균의료기기의 유효기간을 변경하려고 하는데 제출서류가 있나요?

✓ 유효기간의 변경에 따른 허가(인증) 변경 시 「의료기기법 시행규칙」 제26조제3항 또는 제34조에 따른 서류(「의료기기 허가·신고·심사 등에 관한 규정」 제26조제1항제4호사목 '안정성에 관한 자료'를 포함)를 제출해야 합니다.

Q186 의료기기 모델명과 제품명의 차이가 무엇인가요?

✓ 모델명은 동일제품군 범위에 포함되는 시리즈 제품에 부여하는 각각의 이름이며, 제품명은 의료기기 제조업자가 부여한 상품의 이름을 말합니다.

Q187 의료기기 제조업자로 외국에서 벌크 형태로 반제품 상태의 의료기기를 수입하여 자사에서 추가조립, 멸균 및 포장 등의 추가 공정을 거친 후 판매를 하려고 하는데 수입 허가가 필요한가요?

✓ 제조공정 중 일부 구성품에 해당하는 반제품을 외국 업체와 계약을 맺고 수입하는 경우라면, 「의료기기법」 제15조 및 같은법 시행규칙 제30조에 따른 별도 의료기기 수입허가 대상에 해당되지 않습니다.

Q188 1등급 의료기기 원재료가 변경되었는데 변경 신고 시 기술문서를 제출해야 하나요?

✓ 「의료기기법 시행규칙」 제26조제3항에 따라 안전성이나 유효성에 영향을 미치는 중요한 사항이 변경되었을 때는 기술문서를 제출해야 합니다.

✓ 다만, 「의료기기 허가·신고·심사 등에 관한 규정」 제19조제2항제3호에 의해 품목 신고한 제품의 변경은 「의료기기법 시행규칙」 제26조제3항제2호의 서류를 제출하지 않을 수 있습니다.

✓ 따라서, 신고 제품 변경 시 기술문서 제출이 필요하지 않습니다.

Q189 기허가 받은 품목에 기능을 추가하여 다른 품목으로 변경허가가 가능한가요?

✓ 기 인증(허가)받은 품목에 새로운 작용원리를 표방하려는 경우에는 「의료기기 허가·신고·심사 등에 관한 규정」(식약처고시) 제19조(의료기기의 허가·인증·신고의 변경 처리) 제1항제1호에 따라 인증(허가)된 의료기기와는 별도로 신규 품목인증(허가)을 신청하여야 합니다.

Q190 수출용 의료기기 제조 시 알콜솜을 수입하여 복합품목 구성 시, 알콜솜에 대해 별도로 의약외품 품목허가를 받아야 하나요?

✓ 의료기기와 의약외품이 조합되거나 복합 구성된 것으로서, '주기능을 발휘하는 의료기기'의 사용목적을 달성하기 위해 의약외품이 함께 사용되는 경우에는 「의료기기법」 제6조제2항, 제6항 및 「약사법」 제31조제7항에 따라 의료기기 허가로 신청할 수 있으며, 의약외품인 알콜솜(이소프로필 알코올 주성분 외용소독제)의 포장을 수입 할 때와 동일하게 유지한 채로 의료기기와 복합 구성하는 경우에는 수입품목 허가(신고)된 의약외품의 사용이 바람직 할 것으로 판단됩니다.

✓ 아울러, 의료기기·의약외품 복합품목의 상세 허가절차에 대해서는 우리 처에서 배포한 '의료기기·의약외품 복합·조합 품목 허가 업무 안내서(민원인 안내서)'에서 확인할 수 있습니다.

Q191 사용목적을 변경하고 싶은데 가능한가요?

✓ 「의료기기 허가·신고·심사 등에 관한 규정」 [별표 4]에 따라 사용목적 변경은 변경허가인증(기술문서 심사 필요)에 해당합니다.

✓ 그러나 변경 사항이 기허가 제품과 본질적으로 동등하지 않은 경우 임상자료심사대상으로 임상시험에 관한 자료 등이 필요할 수 있습니다.

Q192 하나의 제조품목허가에 용량별로 제품명이 다르며, 현재 허가증 상 포장단위가 '낱개' 단위로 되어있을때, 제품명이 다른 두 개의 제품을 '한박스'라는 포장단위로 변경하여 판매 할 수 있나요?

✓ 허가증 상의 포장단위 변경을 원한다면, 변경 허가를 통해 포장단위를 변경한 후 관련 법령에 따라 제조·판매 할 수 있습니다.

Q193 소재지가 기존 3곳에서 2곳으로 변경되는 경우 GMP 변경과 업허가증, 품목허가증 변경허가가 어떤 순서로 진행되나요?

✓ 생산소재지가 변경되는 경우에는 의료기기 업허가증 및 품목허가증에 대해 변경허가를 받아야 하며, 의료기기 업허가증 및 품목허가증에 기재되는 생산소재지는 GMP 적합인정서상의 제조소 소재지를 확인하여 기재하고 있습니다.

✓ 따라서 생산소재지가 반영된 GMP변경 완료 시점에서 「의료기기법」 제12조 및 「의료기기법 시행규칙」 제26조에 따른 변경허가 신청을 통하여 해당 의료기기 업허가증 및 품목허가증 상의 생산소재지를 변경할 수 있습니다.

Q194 수입 품목허가 시 수입업체에서 판매 촉진을 위해 제품명을 별도로 설정할 수 있나요?

✓ 의료기기의 제품명(명칭)은「의료기기법」 제6조의3(제조허가 등의 제한) 제2항* 및「의료기기 허가·신고·심사 등에 관한 규정」 제8조(명칭) 제1항**에 따라 사용가능 여부가 결정됩니다.

✓「의료기기법」 제6조의3(제조허가 등의 제한) 제2항: ①의료기기의 명칭으로 적합하지 아니하거나 다른 제품으로 오인할 우려가 있거나 실제보다 과장된 명칭 ②의료기기의 적응증(適應症) 또는 효능 · 효과를 그대로 표시하는 명칭 ③그 밖에 식품의약품안전처장이 정하여 고시하는 기준에 적합하지 아니한 명칭을 가진 의료기기는 제조허가 또는 제조인증을 받거나 제조신고를 할 수 없습니다.

✓「의료기기 허가·신고·심사 등에 관한 규정」 (식약처 고시) 제8조(명칭) 제1항 및 제2항: 제품명을 기재하는 경우 "수입업소명 · 제품명", "품목명", "모델명"을 각각 기재하며, 이때 수입업소명은 생략할 수 있고 제품명은 두 개 이상 인정하고 있습니다. 제품명을 기재하지 아니하는 경우에는 "수입업소명", "품목명", "모델명"을 각각 기재해야 하며, 이미 허가 · 인증을 받거나 신고한 의료기기의 제품명과는 동일하여서는 안됩니다.

✓ 수입업체에서 별도로 부여하는 제품명(명칭)이 상기 의료기기 관련 법령에 따른 명칭 제한사유에 해당하지 않음이 확인된다면 사용 가능합니다.

Q195 동일제품 수출용 제조허가 신청 시 제출서류에는 어떤 것이 있나요?

✓ 동일제품에 대한 수출용 제조허가 신청시 제출서류는 「의료기기법」 제6조제2항 및 「의료기기법 시행규칙」 제5조제1항, 「의료기기 허가·신고·심사 등에 관한 규정」 (식약처 고시)제3조제6항에 따라 의료기기 제조허가 신청서(별지제3호서식) 및 신청자료(모양및 구조, 원재료, 제조방법, 성능, 사용목적, 사용방법, 사용시 주의사항, 포장단위, 저장방법 및사용기간, 시험규격, 제조원 등)와 동일제품 검토 회신서가 있습니다.

Q196 전공정 위탁 생산을 하고 있었던 수출용 의료기기를 자체 생산하려고 하는데 어떻게 해야 하나요?

✓ 「의료기기법」 제12조 및 같은 법 시행규칙 제26조제3항에 따라 의료기기 제조업자는 의료기기 제조허가를 받은 사항 중 소재지 등이 변경된 경우에는 변경허가신청서 및 변경사항을 확인할 수 있는 서류 등을 첨부하여 변경허가를 받아야 합니다.

✓ '수출만을 목적으로 하는 수출용 의료기기의 제조소 소재지 변경'은 「의료기기 허가·신고·심사 등에 관한 규정」 (이하 '허가규정') 제19조 관련 [별표 4] 변경대상 판단 흐름도에 따라 변경허가·인증(기술문서심사 불필요)에 해당하니, 의료기기전자민원 창구*를 통하여 변경허가를 받으시기 바랍니다.

* 의료기기전자민원창구(https://emedi.mfds.go.kr) 〉 민원신청 〉 전자민원 안내 및 신청 〉 민원 사무명: 의료기기변경허가(3·4등급 및 2등급 허가 의료기기) 또는 의료기기변경인증(2등급 인증 의료기기) 〉 민원사무분류: 의료기기 제조(수입)허가변경 또는 의료기기 제조(수입)인증변경

Q197 수출용 의료기기 업체의 제조소 추가 시 품목허가 변경이 필요한가요?

✓ 「의료기기법 시행규칙」 제26조제1항에 따라 변경허가를 받아야 합니다.

Q198 3등급 소프트웨어 의료기기를 국내 제조허가 없이(의료기기 제조업은 보유) 해외에 수출하려고 하는데 수출용의료기기 허가가 필요한가요?

✓ 의료기기를 제조하려는 자는 「의료기기법」 제6조에 따라 제조업허가를 받고 제조하려는 의료기기에 대하여 제조허가 또는 인증을 받거나 신고를 하여야 하며, "수출만을 목적으로 하는 의료기기"의 경우에는 「의료기기 허가·신고·심사 등에 관한 규정」 제6조제2항에 따라 허가·인증신청서 또는 신고서 비고란에 "수출용에 한함"으로 표기하여 신청하여야 합니다.

✓ 참고로, '수출용 의료기기'의 경우 동 규정 제3조제6항에 따라 시설과 제조 및 품질관리체계를 갖추었음을 증명하는 서류, 기술문서 등의 서류를 제출하지 아니하고 허가·인증·신고 신청할 수 있음을 알려드립니다.

Q199 국내 허가증을 받은 의료기에서 구성을 삭제하거나 추가한 의료기기를 수출하려고 할 때 수출용 허가를 따로 받아야 하나요?

✓ 의료기기(수출용 포함) 완제품은 「의료기기법」 제6조제2항 및 「의료기기법 시행규칙」 제5조, '의료기기 허가·신고·심사 등에 관한 규정' 제3조제6항에 따라 의료기기 제조허가를 받아야 하며, 상기 허가받은 의료기기 그대로 내수용 판매 및 수출을 하여야 합니다. 허가된 내용에서 구성을 추가하거나 삭제할 경우 해당 제품에 대하여 별도의 수출용 의료기기 허가를 받아야 함을 알려드립니다.

Q200 체외진단의료기기 수출용 품목허가 신청 시 GMP가 필요없나요?

✓ 수출용 허가는 「체외진단의료기기 허가·신고·심사 등에 관한 규정」 제3조제7항에 따라 「체외진단의료기기법」 시행규칙 제6조제1항에 따른 서류를 제출하지 아니하고도 신청이 가능합니다.

Q201 민간 기술문서 심사기관에서 심사가 시행일 전에 접수하여 진행중으로 시행일 이후 의료기기 적합통지서가 발급될 예정인데 이 경우 허가 절차는 어떻게 되나요?

✓ 디지털법 적용대상으로 디지털의료기기 허가를 받아야 하며, 민원신청 시 기술문서, 발급받은 의료기기 적합통지서 및 디지털의료기기 제품코드 및 등급 분류 판단서를 제출하여야 합니다.

Q202 신개발의료기기로 지정 및 허가된 제품에 대한 변경허가는 기존 변경허가 민원사무건으로 신청하면 되나요?

✓ 신개발의료기기로 지정 및 허가된 제품의 제조(수입)변경허가는 「의료기기법 시행규칙」 제26조제3항에 따라 기존의 변경허가 민원사무와 동일하게 신청하시면 됩니다.

Q203 신개발의료기기 허가를 신청하려고 하는데 일반 의료기기와 똑같이 허가를 신청하면 되나요?

✓ 의료기기 허가신고심사 등에 관한 규정 제6조제10항 신개발의료기기의 경우에는 허가신청서 비고란에 "신개발의료기기"라는 표기를 합니다.

Q204 신규 제품 허가 민원 신청 방법이 어떻게 되나요?

✓ 의료기기통합정보시스템 사이트(https://emedi.mfds.go.kr) 접속 후 민원신청→ 디지털의료기기 민원신청 접속 후 아래 민원사무명 중 해당되는 민원명을 선택하여 신청합니다.

- 민원사무명
  ① 디지털의료기기 제조허가
  ② 디지털의료기기 수입허가
  ③ 디지털의료기기 제조인증
  ④ 디지털의료기기 수입인증
  ⑤ 디지털의료기기 제조신고
  ⑥ 디지털의료기기 수입신고

Q205 두 업체(A와 B)는 모두 의료기기 제조업허가와 GMP 없이 신규로 의료기기를 판매하려는 업체입니다. A업체가 양수받은 허가증을 A업체가 B업체에게 다시 양도양수 할 수 있나요?

✓ 의료기기 제조업허가 및 제조허가가 없는 신규 B업체의 경우에는「의료기기법」 제6조(제조업의 허가 등) 및 「의료기기법」 시행규칙 제3조(제조업허가의 신청절차), 제5조(제조허가의 절차)에 따라 의료기기 제조업허가와 제조허가를 동시에 신청하여야 합니다.

✓ 또한 신규 B업체가 타 사의 제조시설 등을 인수한 후 아직 「의료기기법」 제6조제4항에 따른 GMP 적합인정서를 획득하지 못한 경우라 하더라도 「의료기기법」 제7조에 따라 신규로 조건부 제조업허가와 조건부 제조허가 신청이 가능합니다.

✓ 조건부 제조업허가 및 조건부 제조허가를 득한 이후 GMP 적합인정서를 획득하게 되면 정식 제조업허가증 및 제조허가증으로 교체발급이 가능하며, 비로소 해당 제조허가의 양도양수가 가능합니다.

✓ 이때, 의료기기 제조허가(증)의 양도양수를 변경허가 사항으로 신청시에는 「의료기기법」 제12조 및 「의료기기법」 시행규칙 제26조에 따라 신청인(양수인)은 시행규칙 [별지 제30호서식]의 신청서 및 양도양수계약서 공증본, 행정처분 등의 내용 고지 및 가중처분 대상업소확인서, GMP 적합인정서를 식약처장에게 제출하여야 하며, 동 민원의 처리기간은 10일이 소요됩니다.

Q206 의료기기 수입품목 양도양수 중 양도회사의 GMP가 만료되었을 때, 양수업체가 GMP를 발급받아 품목을 양도받을 수 있나요?

✓ 양수업체는 「의료기기법」 제15조제6항, 제12조 및 「의료기기법 시행규칙」 제26조에 따라 양도업체의 의료기기 수입품목 허가증의 양도양수를 변경허가 사항으로 신청할 수 있습니다.

✓ 수입품목의 양도양수 시 양수업체는「의료기기법 시행규칙」 [별지 제30호서식]의 신청서 및 양도양수계약서 공증본, 행정처분 등의 내용 고지 및 가중처분 대상업소확인서, GMP 적합인정서를 식약처장에게 제출하여야 합니다.

✓ 이때, 우리 처에서는 해당 구비서류의 적정성을 확인하여 변경허가 하며, 동 민원의 처리기간은 10일 임을 알려드립니다.

Q207 미국 FDA 허가를 받은 의료기기인데 수입할 경우 따로 국내 허가가 필요한가요?

✓ 국내로 의료기기를 수입하려는 경우 의료기기의 외국(미국 FDA 등)승인 여부와 별개로 「의료기기법」 제15조제2항에 따라 수입허가를 받아야 합니다.

✓ 추가로, 의료기기 수입 시 동법 시행규칙 제30조 및 「의료기기 허가·신고·심사 등에 관한 규정」 제26조에 따라 수입허가 신청서 및 관련 자료를 제출하여 허가를 신청할 수 있습니다.

Q208 제조허가 신청서류 중 전공정 위탁계약서 제출 시 원본 대신 사본을 제출해도 되나요?

✓ 의료기기 제조(수입) 허가·신고·심사 등 민원처리 안내서 (민원인 안내서) 에 따라 위탁계약서 사본 제출이 가능합니다.

Q209 의료기기를 해외에서 구매하여 국내 보세창고에 보관한 뒤, 국내 유통 없이 제3국에 수출하는 행위가 가능할까요?

✓ 「대외무역법 시행령」 제2조에 따라 '수입'이란 외국으로부터 국내로 물품이 이동하는 것으로 규정하고 있으므로, 「의료기기법」 제15조(수입업허가 등)에 따라 수입업 허가 및 수입하려는 의료기기에 대한 수출용 수입허가(또는 인증)를 받거나 수입신고를 해야 함을 알려드립니다.

Q210 기존에 화장품에 사용하던 제품명을 의료기기 제품명으로 사용할 수 있나요?

✓ 의료기기 제품명이 기존 의료기기, 의약품, 화장품 등과 동일한 제품명인 경우에는 「의료기기법」 제6조의3(제조허가 등의 제한) 제2항 및 '의료기기 제품명 설정을 위한 가이드라인' 적용사례에 따라 다른 제품으로 오인할 우려가 있으므로 해당 제품명을 사용할 수 없습니다.

✓ 참고로, 의료기기 제품명은 「의료기기법」 제6조의3(제조허가 등의 제한) 제2항에 따라 ①의료기기의 명칭으로 적합하지 아니하거나 다른 제품으로 오인할 우려가 있거나 실제보다 과장된 명칭, ②의료기기의 적응증(適應症) 또는 효능 · 효과를 그대로 표시하는 명칭, ③그 밖에 식품의약품안전처장이 정하여 고시하는 기준에 적합하지 아니한 명칭을 가진 의료기기는 제조허가 또는 제조인증을 받거나 제조신고를 할 수 없도록 규정하고 있습니다.

Q211 의료기기와 같이 사용하는 무선충전기(공산품)를 전기용품안전기준으로 시험하여 의료기기 인증을 받을 수 있나요?

✓ 가. 의료기기 기술문서 심사 신청시 전기기계적 안전에 관한 자료는「의료기기 허가·신고·심사 등에 관한 규정」 제29조(첨부자료의 요건)제1항 제4호에 따라 나목*의 기준 및 시험방법에 적합한 자료를 제출하여야합니다.

* 「의료기기의 전기 · 기계적 안전에 관한 공통기준규격」, 「의료기기 기준규격」 및 식약처장이 공고한 규격 또는 이와 동등 이상의 국제 규격(IEC, ISO 등)을 따르거나 식약처장이 고시하거나 공고한 규격이 없는 경우에는 해당 의료기기의 국제 규격(IEC, ISO 등)에 따르되, 「전기사업법」 에 의한 국내 표준전압 및 표준주파수, 한국산업규격(KS)에 의한 표준전원플러그 등의 기준을 따라야 합니다.

✓ 따라서 무선충전기를 포함한 모든 구성요소가 의료기기와 함께 사용될 때의 안전성에 대하여 심사되므로, 나목의 기준 및 시험방법에 적합한 자료를 제출하여야 합니다.

Q212 제조허가·인증·신고를 한 의료기기를 수출하였을 때, 고객 반품 등의 사유로 국내로 재반입 시 품목별 수입 허가가 필요한가요?

✓ 국내 제조업자가 해외로 수출한 의료기기가 반품되어 동일한 국내 제조업자에게 재반입(수입)된 경우는 의료기기 수입을 업으로 하고자 하는 것이 아니므로 「의료기기법」 제15조에 따른 의료기기 수입 허가·인증·신고 대상에 해당되지 않습니다.

Q213 의료기기 신고증은 문서로 발급이 불가능한가요?

✓ 2024년 8월 7일부터 신청하는 1등급 의료기기 신고의 경우 의료기기 제조(수입)신고증이 발급되도록 개선되었으며, 2024년 8월 7일이전에 신고한 제품에 대해 신고증을 발급 받고 싶은경우에는 '의료기기안심책방〉 의료기기전자민원 〉 민원신청 〉 의료기기허가증등 재발급'으로 신청하시면 됩니다.

Q214 추가하려는 모델이 기존 모델과 원재료, 색, 사용방법 등이 전부 동일하나, 용기의 모양이 정사각형인데, 기술문서 심사대상 허가변경 신청인가요?

✓ 용기 변경은 「의료기기 허가·신고·심사 등에 관한 규정」 (이하 '허가규정')제19조 관련 [별표 4] 변경대상 판단 흐름도에 따라 변경허가·인증(기술문서심사 불필요)에 해당합니다.

Q215 의료기기 임상시험 신청 시 2군데 이상의 시험 기관(다기관 시험)에 의뢰해야 하는 규정이 있나요?

✓ 「의료기기 허가·신고·심사 등에 관한 규정」 제29조제1항제12호 임상시험에 관한 자료에 임상시험방법 및 임상결과 등 관련 규정이 설명되어 있습니다.

✓ 의료기기 임상시험 신청 시 2군데 이상의 시험 기관(다기관 시험)에 의뢰해야 한다는 규정은 없습니다.

Q216 의료기기(주사침) 제품명에 '건강한'이라는 단어를 사용할 수 있나요?

✓ 「의료기기법」 제6조의3(제조허가 등의 제한) 제2항에 따라 ①의료기기의 명칭으로 적합하지 아니하거나 다른 제품으로 오인할 우려가 있거나 실제보다 과장된 명칭, ②의료기기의 적응증(適應症) 또는 효능 · 효과를 그대로 표시하는 명칭, ③그 밖에 식품의약품안전처장이 정하여 고시하는 기준에 적합하지 아니한 명칭을 가진 의료기기는 제조허가 또는 제조인증을 받거나 제조신고를 할 수 없습니다.

✓ '건강한, geonganhan' 이라는 명칭은 실제보다 과장된 명칭으로 오인할 우려가 있어 위「의료기기법」 등 관련 법령에 따라 해당 명칭을 의료기기 제품명으로 사용은 적합하지 않습니다.

Q217 의료기기 포장단위가 15g인데 30g 단위도 추가하려고 하는 경우 변경 허가가 필요한가요?

✓ 「의료기기 허가·신고·심사 등에 관한 규정」 [별표3] 경미한 변경사항 '제12호 포장단위의 변경, 추가 및 삭제'에 해당합니다.

Q218 이미 허가받은 의료기기와 치수 등이 다른 의료기기를 제조하려고 하는데 어떻게 해야 하나요?

✓ 허가받은 치수 등을 벗어난 모델명의 추가 및 제조소를 추가하고자 할 경우 「의료기기법」 제12조 및 같은 법 시행규칙 제26조제3항에 따라 의료기기 제조업자는 해당 품목허가의 변경허가신청서 및 변경사항을 확인할 수 있는 서류 등을 첨부하여 변경허가를 신청하여야 함을 알려드립니다.

✓ 또한, 변경허가 신청 시 추가되는 모델에 대한 성능 시험성적서, 「의료기기의 안정성시험 기준」에 따라 추가되는 모델이 사용기간 또는 유효기간 동안 제품의 안전성 및 성능이 유지되어 제조자가 의도한 사용목적이 적합하게 발휘될 수 있을지 평가한 자료를 제출하여야 함을 알려드립니다.

Q219 의료기기 허가 정보 중 공개 및 비공개되는 항목이 어떤 것인지 알 수 있나요?

✓ 의료기기 허가정보 공개 가이드라인(민원인 안내서) 3페이지에 따라 공개 항목은 제조(수입)업자정보, 명칭(제품명,품목명, 모델명), 분류번호(등급), 품목허가(인증)번호, 허가(인증)일, 제조원,사용목적, 성능, 사용방법, 사용시 주의사항, 사용기간, 저장방법, 비고 이며, 일부 공개 항목은 모양 및 구조, 원재료 그리고 비공개 항목은 제조방법 및 시험 규격입니다.

Q220 기신고된 의료기기와 의약외품의 포장을 훼손하지 않고, 2차 포장하여 복합품목으로 허가 신청 시 GMP 적합인정서가 필요한가요?

✓ 의료기기와 의약외품이 조합되거나 복합 구성된 것으로서, '주기능을 발휘하는 의료기기'의 사용목적을 달성하기 위해 의약외품이 함께 사용되는 경우에는 「의료기기법」 제6조제6항 및 「약사법」 제31조제7항에 따라 의료기기 허가 검토가 가능할 수 있습니다.

✓ 이때, 의료기기와 의약외품 모두 신고(허가·인증)된 제품으로만 포장을 훼손하지 않고 단순히 합포장하는 제품의 경우에는 기술문서심사 대상에 해당되지 않으며, 입증자료로 의료기기 품목허가(인증·신고)증, 의약외품 품목허가(신고)증 등을 제출하여야 합니다.

✓ 의료기기와 의약외품 모두 신고 제품만으로 한벌 구성되는 경우에는 품질관련 자가적합 선언서 제출이 가능하고, 다만 한벌 구성 시 멸균공정 또는 포장공정(단순 합포장 제외)이 추가되는 경우에는 GMP 적합인정서를 제출하여야 함을 알려드립니다. (의약외품은 GMP 적합인정서 제출 제외)

Q221 체외진단의료기기도 의료제품 사전검토 운영에 관한 규정을 따르나요?

✓ 「의료제품 사전 검토 운영에 관한 규정」 (식약처 고시) 제3조에 따른 사전검토 대상에 해당하는 경우에는 사전검토를 신청할 수 있습니다.

Q222 반제품 상태의 의료기기를 공급받아 자사에서 제조공정 중 멸균 및 포장 공정을 수행하고자 하는 경우 제조인증 신청이 가능한가요?

✓ 반제품 상태의 의료기기를 공급받아 자사에서 멸균 및 포장공정을 수행하는 경우에는 전공정 위탁(제조의뢰자-제조자 관계) 또는 일부 공정(단독 제조자) 위탁의 형태로 제조인증 신청이 가능합니다.

Q223 2등급 GMP를 받은 제조소에서 1등급 품목에 대한 가속노화시험을 진행하려고 하는데 가능한가요?

✓「의료기기 허가·신고·심사 등에 관한 규정」 제29조(첨부자료의 요건) 제1항제10호에 따라 의료기기 제조 및 품질관리기준 또는 이와 동등 이상의 규격에 따른 제조사의 품질관리시스템 하에서 실시한 제품의 안전성에 관한 시험성적서가 인정됩니다. 따라서, 해당 품질관리시스템을 갖추고 있다면 가속노화시험 진행이 가능합니다.

Q224 동일제품인데 허가번호만 다른 자사 의료기기의 제품명을 동일하게 설정할 수 있나요?

✓「의료기기 허가·신고·심사 등에 관한 규정」 제8조제2항에 의해 제품명은 이미 허가·인증을 받거나 신고한 의료기기의 제품명과 동일하여서는 안됩니다.

Q225 재사용이 가능한 의료기기 목록이 있나요?

✓ 재사용이 가능한 의료기기 목록은 없으나 일회용 의료기기의 경우 「의료기기법」 제20조제7호에 따라 "일회용"이라는 표시와 "재사용 금지"라는 표시가 있습니다. 의료기기 표시 및 허가증상의 내용을 참고하시기 바랍니다.

Q226 제조자-제조의뢰자 관계의 두 업체가 각각 허가받은 제품에 유사 또는 동일한 제품명을 사용하여 판매할 수 있나요?

✓ 제조자와 제조의뢰자 관계인 두개의 업체가 각각 허가받은 제품에 유사한 제품명(제품명 앞뒤에 접두사, 접미사를 붙이는 형태)을 사용하게 되면 제조자가 허가받은 제품과 제조의뢰자가 허가받은 제품은 다른 제품임에도 불구하고 동일한 업체가 제조한 유사한 제품으로 오인할 가능성이 있으므로 두 업체간에 유사한 형태의 제품명을 부여하는 것은 적절하지 않습니다.

Q227 하나의 허가증 상에 내수용 (습열멸균/EO가스 멸균), 수출용 (습열 멸균) 2가지 제조방법을 별도로 기재하여 관리가 가능할까요?

✓ 「의료기기 허가·신고·심사 등에 관한 규정」 제2조(정의)에 따라 '동일제품군'이란 제조국, 제조사, 품목명이 동일한 의료기기 중 사용목적, 사용방법, 제조방법 및 색소나 착향제를 제외한 원재료(기구·기계는 제외한다)가 동일한 것으로 색상, 치수 등의 차이가 있거나 구성 부분품이 변경 또는 추가되는 일련의 모델(시리즈 제품)들로 구성된 것으로 규정하고 있으며, 제조방법 중 멸균방법이나 포장방법만이 다른 의료기기의 경우에도 동일제품군으로 규정하고 있습니다.

✓ 제조방법 중 멸균방법이 다를 경우(EO멸균 및 습열멸균)에도 하나의 허가증으로 관리할 수 있으며, 제조방법에 따라 모델명을 구분하여 관리해야 함을 알려드립니다.

Q228 제조의뢰자-제조자 관계에서 자사 제조로 제조소를 변경할 경우 GMP 심사를 받고 변경허가를 진행해야 하나요?

✓ 「의료기기법」 제12조 및 같은 법 시행규칙 제26조제3항에 따라 의료기기 제조업자는 허가를 받은 사항에 변경이 있는 경우, 변경허가신청서 및 변경사항을 확인할 수 있는 서류 등을 첨부하여 변경허가를 신청하여야 함을 알려드립니다.

✓ 의료기기 제조 및 품질관리 적합 인정(GMP) 심사를 통해 제조소(제조의뢰자-제조자)가 변경된 경우에는 의료기기 GMP 적합인정서에 기재된 제조소대로 변경 신청서를 작성하고 의료기기 제조 및 품질관리 적합인정서를 첨부하여 의료기기 제조 허가 변경 신청하시기 바랍니다.

Q229 제조의뢰자-제조자 관계에서 제조자를 기존(A)에서 타사(B)로 변경하려고 할 때, A와 B사간의 양도양수 계약이 필요한가요?

✓ 제조의뢰자-제조자 관계에서 제조자를 타사 제조소(D)로 변경(B → D)하고자 할 경우, 변경사항을 확인할 수 있는 서류를 첨부하여 제조소 변경허가를 신청하여야 하며, 이때 변경되는 소재지는 제출 자료인 GMP 적합인정서와 일치되게 기재하여야 하며, 양도양수 계약서는 별도로 첨부하지 않아도 됩니다.

Q230 2등급 인증 제품과 2등급 인증 제품을 조합하여 조합의료기기 허가를 받으려고 할때 조합의료기기의 등급을 어떻게 설정해야하나요?

✓ 「의료기기 허가·신고·심사 등에 관한 규정」 제3조제3항 조합의료기기의 품목명은 조된 기능을 발휘하는 의료기기로 기재하며, 조합된 각 의료기기의 등급이 다를 경우에는 그 의료기기 중 가장 높은 위해도의 등급으로 기재한다.

Q231 조합의료기기 A에 사용되는 의료기기 B에 대한 품목허가를 취하 하더라도 조합의료기기 A 품목을 유지할 수 있나요?

✓ 각각 허가(인증, 신고) 받은 조합의료기기에 대해 개별 의료기기인 B에 대한 품목 허가(인증, 신고)를 취하 하더라도 조합의료기기 A에 대한 품목허가는 조합의료기기로 계속 유지됩니다.

Q232 조합의료기기를 각각의 품목으로 분리시켜 판매하는 것이 가능한가요?

✓ 「의료기기 허가·신고·심사 등에 관한 규정」 제3조제3항에 따라 조합된 각 의료기기를 분리할 경우에는 각각의 의료기기에 대해 품목허가 · 인증을 받거나 신고를 하여야 합니다.

Q233 체외진단의료기기의 경미한 변경은 의료기기법을 준용하나요?

✓ 「체외진단의료기기 허가·신고·심사 등에 관한 규정」 제19조제6항에 따라 동 고시 [별표 4]의 체외진단의료기기의 중대한 변경 및 [별표 3]의 기술문서가 불필요한 변경을 제외한 변경을 경미한 변경사항이라고 정의하고 있습니다.

✓ 따라서, 의료기기법을 준용하지 않습니다.

✓ 추가로 의료기기 경미한 변경사항에 대해서는 「의료기기 허가·신고·심사 등에 관한 규정」 제19조에서 정의하고 있습니다.

Q234 이미 인증받은 체외진단의료기기 3개를 한벌구성의료기기로 구성할 수 있나요?

✓ 「체외진단의료기기 허가·심사·신고 등에 관한 규정」 제2조제6항에 따르면 '한벌구성체외진단의료기기'는 '2가지 이상의 체외진단의료기기 등이 하나의 포장단위로 구성된 것'을 말하며,

✓ "한벌구성의료기기 허가(인증)·심사 가이드라인(민원인안내서)"에 따르면 '한벌구성된 각각의 의료기기들은 서로 연관성이 있어야 한다고 기술'하고 있습니다.

✓ 3개의 제품을 하나의 제품으로 한벌구성하고자 하는 명확한 사유와 자료가 확인됨을 전제로 각각의 개별 인증제품의 사용목적으로만 사용하는 것이라면 한벌구성체외진단의료기기로의 구성은 가능합니다.

Q235 「체외진단의료기기 허가·신고·심사 등에 관한 규정」 [별표 4] 체외진단의료기기의 중대한 변경 에서 '체외진단시약의 적용 체외진단장비 변경 또는 추가(다만, 2~3등급의체외진단장비 제품군 추가는 제외)' 의 해석이 어떻게 되나요?

✓ 사용방법 항목에서 체외진단시약을 적용하는 체외진단장비의 변경 또는 추가는 중대한 변경사항이나, 추가하는 장비가 2~3등급의 체외진단장비 제품군이라면 중대한 변경사항이 아닙니다.

Q236 중국 시험기관에서 받은 GLP 인정서가 유효한가요?

✓ 「의료기기 허가·신고·심사 등에 관한 규정」 제29조제5호에 따라 식약처장이 지정한 의료기기 비임상시험실시기관에서 「비임상시험관리기준」 (식품의약품안전처 고시)에 따라 시험한 시험성적서(최종보고서)(「비임상시험관리기준」 (식품의약품안전처 고시) 별표 2의 시험항목에 한함), 경제협력개발기구(OECD)로부터 비임상관리기준(GLP)을 준수하는 OECD 회원국 또는 이를 준수하는 것으로 OECD로부터 인정받은 비회원국의 비임상시험 실시기관에서 발급한 시험자료, 이전 두 가지 상황에 해당하는 자료로서 해당 제품과 원재료가 동일하고 인체접촉시간 · 인체접촉부위 등이 동등하거나 동등이상인 제품의 생물학적 안전에 관한 자료만 인정하고 있습니다.

✓ 또한, EO가스 잔류량 및 무균시험에 대해서는 식약처장이 지정한 시험 · 검사기관에서 발행한 시험성적서, 「의료기기 제조 및 품질관리기준」 (식품의약품안전처 고시) 또는 이와 동등 이상의 규격에 따른 제조사의 품질관리시스템 하에서 실시한 시험성적서 또는 적합함을 입증하는 자료, KOLAS에서 인정한 의료기기 분야의 시험검사기관에서 인정된 규격코드로 적합하게 발급한 시험성적서 만 인정하고 있습니다.

Q237 타사의 이미 허가받은 의료기기와 동일 제품으로 동일한 모델명을 사용할 수 있나요?

✓「의료기기법」 제6조의3(제조허가 등의 제한), 「의료기기 허가·신고·심사 등에 관한 규정」(식약처고시) 제8조제2항 및 '의료기기 제품명 설정을 위한 가이드라인(민원인 안내서, 2024.11.22.)'에 따라 동일 제품명에 대해 사용을 제한하고 있으나, 동일 모델명 사용을 제한하는 규정은 없음을 알려드립니다.

✓ 참고로 타사의 의료기기와 동일한 제품을 제조·판매하고자 하는 경우에는 '의료기기 동일성 검토' 결과를 첨부하여 의료기기 제조허가(기술문서심사 불필요)를 신청할 수 있으며, 이때 허가 신청은 이미 허가 받은 품목과 동일한 내용으로 신청되어야 함을 알려드립니다.

Q238 품목허가 양도양수 시 구비서류가 어떻게 되나요?

✓ 의료기기 품목허가에 대해 양도양수 받으려는 경우에는 「의료기기법」 제12조(변경허가 등) 및 같은 법 시행규칙 제26조(허가사항의 변경허가 신청 등) 제3항, 제4항에 따라 아래 서류를 구비하여 양도양수에 따른 변경사항에 대해 변경허가 신청이 가능합니다.

1) 의료기기 변경허가신청서[별지 제31호] (서식 뒷면의 '행정처분 등의 내용 고지 및 가중처분 대상업소 확인서' 포함)
2) 해당 품목에 대한 양도양수계약서(공증본)
3) 양수자의 의료기기 제조 및 품질관리기준(GMP) 적합인정서
4) 위탁계약서(품질관리를 위한 시험이나 제조공정을 위탁한 경우에 한함)

Q239 품목 허가 진행 중 의료기기 업허가 및 모든 권한을 타사에 양도양수할 경우 진행중인 품목 허가도 양도양수 되나요?

✓ 「의료기기법」 제12조 및 같은 법 시행규칙 제26조제3항에 따라 의료기기 제조업자는 의료기기 제조허가를 받은 사항 중 변경 사항이 있는 경우에는 변경허가신청서 및 변경사항을 확인할 수 있는 서류 등을 첨부하여 변경허가를 받아야합니다. 의료기기 품목 변경 허가 민원이 검토 중인 시점에 품목 양도양수 계약이 체결되었다 하더라도 변경 허가 처리 결과는 신청인(기존 업체)에게 회신되며, 자동으로 승계되지 않음을 알려드립니다.

✓ 아울러, 품목 허가의 승계를 위해서는 현재 진행 중인 민원이 완료된 이후에 '의료기기 변경허가(양도양수)' 민원을 별도로 신청하시기 바랍니다.

Q240 기존 품목허가증을 수출용 허가증과 국내용 허가증으로 구분할 수 있나요?

✓ 수출만을 목적으로 하는 제품의 경우라면, 수출용 품목허가 신청이 가능하며 이는 귀사가 기존 보유중인 내수 및 수출이 모두 가능한 품목허가와는 별도의 품목허가 신청이 필요합니다.

Q241 체외진단의료기기 제조업자가 현재 보유 중인 품목허가에 해외 제조소를 추가하려고 할때 GMP 인증서 이외에 품목허가증 추가가 가능한가요?

✓ 국내 의료기기 제조업체에 해당하고 현재 보유하고 있는 내수용 품목허가에 국내/외 제조소를 추가하고자 한다면, 「체외진단의료기기 허가·신고·심사 등에 관한 규정」 제19조제4항에 따라 시설과 제조 및 품질관리체계의 기준에 적합함을 증명하는 자료(GMP 적합인정서)를 제출하여야 합니다.

Q242 2019년에 발행한 영문증명서는 식약처에서 발행한 것으로 되어 있는데, 2024년에 발행한 영문증명서는 한국의료기기안전정보원에서 발행되고 있습니다.
한국의료기기안전정보원에서 발급하는 영문증명서가 공식 문서인지에 대한 자료를 찾을 수 있나요?

✓ 한국의료기기안전정보원(NIDS)은 대한민국 「의료기기법」 제42조에 따라 1, 2등급 의료기기 등록을 위해 2012년 5월 18일자로 설립된 식품의약품안전처 산하기관으로,

✓ 상기 기관은 2015년 7월 28일부터 현재까지 대한민국 「의료기기법」 제44조에 따라 한국의료기기안전정보원에 등록된 의료기기에 대해 영문증명서를 발급하고 있으며, 해당 기관에서 발급된 영문증명서는 식품의약품안전처에서 발행하는 영문증명서와 동일한 효력을 가집니다.

✓ 아울러, 대한민국에서 발급하는 의료기기 영문증명 발급문서의 진위확인은 '의료기기 안심책방(http://emedi.mfds.go.kr 〉 의료기기 전자민원 시스템) 하단의 발급문서 진위확인에서 문서확인번호를 입력하시면 확인하실 수 있습니다.

Q243 1등급 자사 의료기기와 2등급 타사 의료기기를 한벌로 구성하는 것이 가능한가요?

✓ 「의료기기 허가.신고.심사 등에 관한 규정」 제2조(정의)에 따라 한벌구성의료기기란 2가지 이상의 의료기기를 하나의 포장단위로 구성한 의료기기를 말하며, 한벌구성 의료기기에 해당하기 위해서는 한벌 구성된 각각의 의료기기들이 주기능을 발휘하는 의료기기의 사용목적 달성을 위해 사용되는 연관성이 있어야 합니다.

✓ 또한, 한벌구성의료기기의 구성은 동일한 제조자가 하나 이상의 의료기기를 제조하거나, 타사의 기 허가(인증·신고)제품에 대한 구매 또는 모든 제조공정위탁 범위인 경우에만 해당합니다.

✓ 한벌로 구성하려는 품목이 주기능을 발휘하는 의료기기의 사용목적 달성을 위해 사용되는 연관성이 있다면 한벌구성의료기기가 가능할 것으로 사료되며, 타사의 기 허가(인증·신고) 제품을 구매해서 한벌의료기기로 구성하고자 하는 경우에는 두 업체 간의 계약 관계(예: 공급계약서 등)가 명확하여야 하며, 기 허가(인증·신고) 제품의 최소 포장단위를 손상하여 한벌구성의료기기로 재구성 할 수는 없습니다.

Q244 하드웨어와 소프트웨어로 구성된 한벌구성의료기기에서 신규개발 중인 소프트웨어를 추가하려고 하는데 가능한가요?

✓ 기 허가 한벌구성의료기기에 병행하여 사용할 수 있도록 현재 허가사항에 추가하려는 경우에는 「의료기기법」 제12조 및 「의료기기법 시행규칙」 제26조, 「의료기기 허가·신고·심사 등에 관한 규정」 (식약처고시) 제19조제1항에 따른 의료기기 변경허가(기술문서심사 포함)대상으로 판단됨을 알려드립니다.

Q245 한벌구성의료기기도 영문증명서를 발급받을 수 있나요?

✓ 의료기기 영문증명서 발급 매뉴얼 제18페이지에 따라 해당 품목이 한벌구성의료기기일 경우, '조합의료기기/한벌구성의료기기'를 선택하면 해당되는 각각의 품목명이 영문증명서에 반영됩니다.

Q246 타사가 신고한 의료기기로 한벌구성의료기기를 제작하려고 합니다. 제조의뢰자와 제조자를 어떻게 작성해야 하나요?

✓ 한벌구성의료기기 허가(인증) 심사 가이드라인 3페이지에 따라 타사의 의료기기를 구매하여 구성하는 경우 제조의뢰자는 법적책임자(허가를 신청하는 주체), 제조자는 한벌구성된 의료기기별로 제조자를 구분하여 모두 기재합니다.

Q247 수입업자 해외 제조소의 대표자가 변경이 되었는데 변경할 사항이 있나요?

✓ 「의료기기법」 제12조에 의해 허가나 인증을 받은 사항 또는 신고한 사항 중 소재지 등이 변경되는 경우 변경허가 또는 변경인증을 받거나 변경신고를 해야 합니다.

✓ 따라서, 수입업자 해외 제조소의 대표자 변경은 변경 대상이 아닙니다.

Q248 의료기기 수입업체인데 해외 제조원의 본사 소재지가 변경되었을 시 품목 변경 대상인가요?

✓ 「의료기기 허가·신고·심사 등에 관한 규정」 제19조제6항제4호 수입 의료기기의 수출국 제조의뢰자(위탁자를 말함) 소재지 변경 시 경미한 변경사항에 해당됩니다.

Q249 해외제조원에서 부여한 제품명으로 허가받으면서 동시에 국내에서 명칭하는 다른 제품명을 사용할 수 있나요?

✓ 의료기기의 제품명은 「의료기기법」 제6조의3(제조허가 등의 제한) 및 "의료기기 허가·신고·심사 등에 관한 규정" 제8조를 준수하도록 하고 있으며, 수입 의료기기의 경우 일반적으로 해외 제조원에서 부여한 제품명(브랜드명, 상품명 등)을 기재하도록 하고 있으나, 하나의 모델명에 다수의 제품명을 부여할 수도 있습니다.

✓ 다만, 제품명은 이미 허가·인증을 받거나 신고한 의료기기의 제품명과 동일하게 기재해서는 아니되는 등 '의료기기 제품명 설정을 위한 가이드라인(민원인안내서, 2024.11.22.)' 해당 가이드라인의 '제품명 부여 원칙'을 참고하시기 바랍니다.

Q250 허가 신청 시 모양 및 구조 – 특성 항목에 전기적 정격을 110V, 60Hz로만 기재할 수 있나요?

✓「의료기기법 시행규칙」 제5조(제조허가의 절차)(이하 '법령') 및「의료기기 허가·신고·심사 등에 관한 규정」(이하 '허가규정')제3조(의료기기 허가·인증·신고의 신청 등)제5항에 따라 수출만을 목적으로 하는 의료기기의 제조허가를 받으려는 자는 별지 제3호서식의 신청서(전자문서로 된 신청서를 포함한다)를 식품의약품안전처장에게 제출하여야 하며, 전기 · 기계적 원리를 이용하는 의료기기의 경우에는 신청서 항목 중 모양 및 구조–특성은 허가규정 제9조(모양및구조)제2호에 따라 해당하는 내용*을 기재하여야 합니다.

* 모양 · 구조 · 중량 · 치수 및 각 부분의 기능, 전기적 정격, 전기충격에 대한 보호형식 및 보호정도, 안전장치, 작동계통도(유 · 무선 통신을 사용하는 의료기기에 한하여 통신구성도 포함) 및 작동계통도에 따른 작동원리, 전기 · 기계적 안전성을 검증 할 수 있는 절연부의 전기회로도(전원부, 장착부 등을 포함한다) 또는 전기절연도(Insulation Diagram), 내장형 소프트웨어(내장형 소프트웨어의 기능을 가지는 모바일 의료용 앱을 포함한다)의 구조 및 주요기능

– 전기적 정격은 정격전압(110V), 정격주파수(60Hz), 소비전력으로 기재할 수 있습니다.

Q251 허가증 상 함께 사용하는 의료기기의 신고번호가 변경되는 경우 경미한 변경허가에 해당하나요?

✓ 허가받은 당해 품목과 함께 사용하는 의료기기(이미 신고된 제품)가 변경되는 경우에는「의료기기법」 제12조 및「의료기기법 시행규칙」 제26조에 따라 의료기기 허가의 변경사항으로 신청하여야 합니다.

✓ 이때, 우리 처에서는 해당 구비서류의 적정성을 확인하여 변경허가하며, 동 민원의 처리 기간은 10일임을 알려드립니다.

Q252 한 허가증에 제품명이 여러 개 있는 경우 해당 제품이 전부 다 같은 제품인가요?

✓ 「의료기기 허가·신고·심사 등에 관한 규정」 제8조제1항제1호에 따라 제품명을 기재하는 경우 두 개 이상 작성하는 것을 인정하고 있습니다.

✓ 따라서 하나의 허가증에 여러 개의 제품명이 있는 경우 각각의 제품명은 해당 허가증 내 포함된 제품에 부여된 것입니다.

Q253 의료기기 제조업 휴업 도중에 품목을 양도양수할 수 있나요?

✓ 의료기기 제조업 휴업 시에도 의료기기 법령에 따라 의료기기 민원은 신청할 수 있습니다.

제4장

의료기기 관리과

제4장 의료기기관리과

광고의 자율심의

Q254 제조업과 판매업이 동시에 있는데 인터넷으로 자사 의료기기를 판매하려고 합니다. 해당 홈페이지에 대한 광고 심의가 필요한가요?

✓「전자상거래 등에서의 소비자보호에 관한 법률」 제2조제3호에 따른 통신판매업자 또는 같은 법 제20조제2항에 따른 통신판매중개업자가 운영하는 자사 홈페이지의 경우는 심의대상 매체에 포함됩니다.

✓ 다만, 의료기기법 제25조제3항제1호에 따라 허가 또는 인증을 받거나 신고한 내용으로만 구성된 홈페이지 및 광고라면 광고심의를 받지 아니할 수 있습니다.

Q255 제품명 변경 시 광고심의를 다시 받아야 하나요?

✓「의료기기법 시행령」 제10조의3제3항에 따라 「의료기기법」 제12조에 따라 변경허가 또는 변경인증을 받거나 변경신고한 내용으로 심의받은 광고의 내용을 변경하려는 경우에 해당되어 재심의 없이 변경할 수 있습니다.

기재 및 광고의 금지 등

Q256 공산품 광고 시 '자세교정'이라는 표현을 써도 괜찮은가요?

✓ 의료기기 광고 위반 여부 판단 시 특정 단어 사용 유무로 위반여부를 판단하는 것이 아니라 광고의 전체적인 맥락을 보고 판단합니다. 광고가 의료기기 성능, 효능 및 효과(특정 질병 진단, 예방, 완화, 치료, 신체 부위 교정 관련 내용 등)를 표방한다면 「의료기기법」 제26조제7항에 위반될 수 있습니다.

Q257 미허가 의료기기인데 의료기기 전시회에서 홍보하려고 합니다. 의료기기를 전시하지는 않고 홍보자료만 배포하려고 하는데 가능한가요?

✓ 「의료기기법」 제24조제2항제5호에 따라 허가 또는 인증을 받지 아니하거나 신고한 사항과 다른 의료기기의 명칭 · 제조방법 · 성능이나 효능 및 효과에 관한 광고는 불가능합니다.

Q258 의료기기 제조업체에서 새로 개발한 품목허가 이전 의료기기를 학회에서 시연할 수 있나요?

✓ 「의료기기법」 제24조제2항제5항에 따라 누구든지 광고와 관련하여 허가 또는 인증을 받지 아니하거나 신고한 사항과 다른 의료기기의 명칭·제조방법·성능이나 효능 및 효과에 관한 광고를 하여서는 안됩니다. 따라서 미허가 의료기기를 학회에서 시연하는 것은 불가능합니다.

Q259 아직 허가받지 않은 의료기기를 의사나 전문인들에게만 홍보하려고 하는데 가능한가요?

✓「의료기기법」 제24조제2항제5호에 따라 누구든지 허가 또는 인증을 받지 않은 의료기기는 광고 할 수 없습니다.

Q260 자사 회사 로고가 두 가지인데 공급처마다 같은 의료기기에 다른 로고를 부착하려고 하는데 가능한가요?

✓ 의료기기법상 로고나 상표 표시기재에 관하여 규정하고 있는 사항은 없습니다.

✓ 다만, 의료기기법 제24조제1항제1호에 주의하여 로고를 표시하면 문제가 없을 것으로 판단됩니다.

Q261 의료기기가 아닌 공산품에 질환명을 적어 광고할 수 있나요?

✓ 의료기기 광고 위반 여부 판단 시 질환명 단어 사용 유무로 위반여부를 판단하는 것이 아니라 광고의 전체적인 맥락을 보고 판단합니다. 광고가 의료기기 성능, 효능 및 효과(특정 질병 진단, 예방, 완화, 치료, 신체 부위 교정 관련 내용 등)를 표방한다면「의료기기법」 제26조제7항에 위반될 수 있습니다.

Q262 의료기기 판매업체의 회사명을 의료기기 표시기재 사항에 추가하고 싶은데 가능한가요?

✓「의료기기법」에서는 의료기기 제조업자 및 수입업자가 의료기기의 포장에 같은 법 제20조에 따른 필수 기재사항이 아닌 판매업자 정보(상호 등)를 추가로 기재하는 것에 대해 제한하고 있지 않습니다.

✓ 다만, 의료기기의 포장 등에 판매업자의 정보를 기재할 경우, 기재된 판매업자가 아닌 다른 판매업자에게 의료기기를 구매한 소비자가 판매업자를 오해할 우려가 있을 경우나, 의료기기 포장 등에 기재된 판매업자의 정보를 제조업자 정보로 오해할 염려가 있을 경우,「의료기기법」 제24조제1항에 저촉될 수 있으므로 판매업자의 정보 기재를 권장하지 않음을 알려드립니다.

Q263 제품을 포장하는 외부포장 박스에 기재되는 내용도 심의를 받아야 하나요?

✓ 의료기기의 용기, 외장, 외부포장은 의료기기법 제20조부터 제24조에서 정하고 있는 사항은 준수하여야 하며 자율심의 대상은 아닙니다. 다만, 외부 포장, 박스 도안 등을 삽입한 의료기기 광고의 경우 '금지되는 광고의 범위'의 준수여부에 대해 외부 포장, 박스, 도안 내용 등도 심의하고 있습니다.

기재사항의 표시방법

Q264 의료기기 제조소가 두 군데일 경우 표시기재를 어떻게 해야 하나요?

✓「의료기기 표시기재 등에 관한 규정」 제6조제1항1호에 따라 제조업자 또는 수입업자의 상호와 주소는 제조(수입)업 허가를 기준으로 기재하여야 합니다. 이 경우 주소는 주된 제조소(상시 연락 또는 방문 가능한 장소를 말한다.)의 주소만을 기재할 수 있습니다.

Q265 수출용 의료기기 표시기재 사항 작성 시에 전공정 의뢰인 경우도 제조의뢰자와 제조자를 적어야 하나요?

✓「의료기기법 시행규칙」 제42조(용기 등의 기재사항) 제2호에 따라 수출용 의료기기로서 수출 대상국의 기준에 따라 기재사항을 적은 경우는 법 제20조에 따라 용기나 외장에 기재사항을 적지 아니할 수 있으므로, 해당 제품의 기재사항은 수출 대상국에서 규정하는 사항을 준수하여 기재되어야 할 것으로 판단됩니다.

Q266 2020년 7월 이전에 제조 및 생산한 의료기기를 2025년에 유통하려고 하는데, 의료기기 표준코드 생성이 의무인가요?

✓「의료기기법」〈법률 제14330호, 2016. 12. 2.〉 부칙 제4조 에 의해 시행일 이후 최초로 제조 또는 수입하는 의료기기부터 적용합니다.

Q267 「의료기기 표준코드의 표시 및 관리요령」 제5조제2항제1호의 의료기관 내 재사용이 가능한 의료기기로서 식품의약품안전처장이 별도로 정하여 공고하는 의료기기는 어떤 것이 있나요?

✓ 2025년 9월 29일 기준으로 아직 공고된 의료기기가 없습니다.

✓ 또한, 식품의약품안전처장이 공고하는 내용은 식품의약품안천처 누리집 〉 알림 〉 공고에서 확인 가능합니다.

Q268 의료기기 사용기한 표시기재 시 YYYY.MM.DD 형식으로 표시할 수 있나요?

✓ 「의료기기 표시기재 등에 관한 규정」 제6조제1항제3호에 따라 "○○년○○월", "○○.○○.", "○○/○○", 또는 "○○-○○", "○○○○년○○월", "○○○○.○○.", "○○○○/○○", 또는 "○○○○-○○"의 방법으로 기재하되 일자를 추가로 기재하는 경우에는 "○○년○○월○○일", "○○.○○.○○.", "○○/○○/○○", 또는 "○○-○○-○○", "○○○○년○○월○○일", "○○○○.○○.○○.", "○○○○/○○/○○", 또는 "○○○○-○○-○○"의 방법으로 기재할 수 있습니다. 다만, 연, 월 또는 연, 월, 일의 기재순서가 전단의 기재순서와 다를 경우 소비자가 알아보기 쉽도록 연, 월 또는 연, 월, 일의 기재순서를 용기나 외장에 예시해야 합니다.

Q269 허가증 상의 제품명이 영어인데 제품명 표시기재 시 영어만 적을 수 있나요?

✓ 「의료기기법 시행규칙」 제44조제1항제1호제나목에 따라 의료기기 허가 시 외국어로 적은 항목은 해당 언어로 적을 수 있습니다.

용기·외부포장 등의 기재사항

Q270 의료기기 표시기재 시 GMP 도안을 표시해도 되나요?

✓ GMP 적합인정을 받은 것이 사실일 경우, 해당 로고를 사용하는 것은「의료기기법」 위반 사항은 아님을 알려드립니다. 다만, 의료기기 GMP 적합인정을 받지 않고 GMP 로고를 제품의 용기나 외장 또는 포장에 기재할 경우「의료기기법」 제24조제1항제1호에 위반되며, 의료기기 광고물에 사용할 경우 같은 법 제24조제2항제1호에 위반될 수 있음을 알려드립니다.

✓ 또한 「의료기기 제조 및 품질관리 기준」 [별표 6] 적합성인정등 심사 표시 에 따라 GMP 도안을 표시할 수 있음을 알려드립니다.

Q271 제조업체 상호명 변경 시 의료기기 표준코드(UDI)도 변경해야 하나요?

✓ 「의료기기 표준코드의 표시 및 관리요령」 제4조제2항에 따른 경우 의료기기 표준코드 중 고유식별자를 다시 생성해야 합니다.

1. 제조의 경우에 업허가를 제외하고 품목 또는 품목류만 양도·양수하는 경우
2. 〈삭제〉
3. 포장단위가 변경된 경우
4. 일회용 또는 제품 멸균과 관련된 정보가 변경된 경우

Q272 소재지 변경 시 표준코드 변경도 해야 하나요?

✓「의료기기 표준코드의 표시 및 관리요령」 제4조제2항에 따른 경우 의료기기 표준코드 중 고유식별자를 다시 생성해야 합니다.

1. 제조의 경우에 업허가를 제외하고 품목 또는 품목류만 양도·양수하는 경우
2. 〈삭제〉
3. 포장단위가 변경된 경우
4. 일회용 또는 제품 멸균과 관련된 정보가 변경된 경우

Q273 해외 제조소의 소재지가 변경되는데 이전 표시기재 사항이 적혀있는 재고품을 판매할 수 있나요?

✓「의료기기법」 제20조제2호 및 「의료기기 표시·기재 등에 관한 규정」에 따라 의료기기 수입업자는 의료기기의 용기나 외장, 외부의 용기나 포장 및 첨부문서에 기재하는 사항은 허가·인증·신고 사항을 기준으로 작성하여야 합니다.

✓ 따라서, 의료기기의 허가(인증·신고) 사항이 변경되었을 경우, 의료기기의 표시기재에 변경 허가(인증·신고) 사항을 반영하는 시점은 허가 변경 이후에 제조·수입되는 제품부터 적용하는 것이 원칙임을 알려드립니다.

✓ 의료기기 수입업자는 제조소 변경 전에 「의료기기법」 제15조(수입업허가 등), 같은 법 시행규칙 제33조(수입업자의 준수사항 등)에 따라 적합하게 수입한 의료기기는 용기 등의 표시·기재 사항 변경 없이 판매 가능함을 알려드립니다.

Q274 수입업체 해외 제조원이 변경되었을 때, 변경된 제조원에서 수입 시 이전 제조원에서 수입했던 재고를 판매할 수 있나요?

✓ 「의료기기법」 제20조제2호 및 「의료기기 표시·기재 등에 관한 규정」에 따라 의료기기 수입업자는 의료기기의 용기나 외장, 외부의 용기나 포장 및 첨부문서에 기재하는 사항은 허가·인증·신고 사항을 기준으로 작성하여야 합니다.

✓ 따라서, 의료기기의 허가(인증·신고) 사항이 변경되었을 경우, 의료기기의 표시기재에 변경 허가(인증·신고) 사항을 반영하는 시점은 허가 변경 이후에 제조·수입되는 제품부터 적용하는 것이 원칙임을 알려드립니다.

✓ 의료기기 수입업자는 제조소 변경 전에 「의료기기법」 제15조(수입업허가 등), 같은 법 시행규칙 제33조(수입업자의 준수사항 등)에 따라 적합하게 수입한 의료기기는 용기 등의 표시·기재 사항 변경 없이 판매 가능함을 알려드립니다.

Q275 운반용 상자에 의료기기법에서 규정하는 의료기기 표시기재 사항을 작성해야 하나요?

✓ 의료기기의 외부포장에는 「의료기기법」 제21조(외부포장 등의 기재사항)에 따라 의료기기의 용기나 외장에 적힌 제20조(용기 등의 기재사항)의 사항이 외부의 용기나 포장에 가려 보이지 아니할 때에는 외부의 용기나 포장에도 같은 사항을 적어야 합니다.

✓ 다만, 의료기기 외부의 용기나 포장이 아닌 단순하게 운반 목적의 포장에는 동법 제21조에 따른 기재사항을 적용하지 않아도 됩니다.

Q276 유효기간이 5년인 의료기기 표시기재에 유효기간을 3년으로 표시해도 되나요?

✓「의료기기법」 제20조 및 「의료기기 표시·기재 등에 관한 규정」 제3조제3항에 따라 의료기기 제조업자 또는 수입업자는 제조·수입 품목 허가·인증·신고 사항과 동일하게 기재사항을 의료기기 용기나 외장에 적어야 합니다.

Q277 의료기기 구성품 변경 시 새로운 의료기기 표준코드(UDI)를 생성해야 하나요?

✓「의료기기 표준코드의 표시 및 관리요령」 제4조제2항에 따른 경우 의료기기 표준코드 중 고유식별자를 다시 생성해야 합니다.

1. 제조의 경우에 업허가를 제외하고 품목 또는 품목류만 양도·양수하는 경우
2. 〈삭제〉
3. 포장단위가 변경된 경우
4. 일회용 또는 제품 멸균과 관련된 정보가 변경된 경우

✓ 참고로, 의료기기 허가증 내 구성품(부분품, 체외진단의료기기의 경우 보조시약 등)이 의료기기에 해당하여 별도의 허가(인증·신고)가 되어있는 경우로 해당 제품을 개별 판매·유통하려는 경우에는 별도로 표준코드를 표시하여야 합니다.

✓ 다만, 해당 구성품이 의료기기에 해당하지 않은 경우로 개별 판매·유통하는 경우에는 별도로 표준코드를 표시할 의무는 없습니다.

Q278 의료기기에 정부로고를 기재하는 것은 금지되어 있는데, MFDS(식약처 약자)를 적는 것은 가능한가요?

✓ 정부기관 등의 로고 사용은 해당 제품을 해당 기관이 지정·공인·추천·지도하는 것으로 암시할 수 있으므로 각 기관의 규정 및 저작권 관련 사항에 따라야 하며, 임의대로 상업적 목적으로 사용해서는 아니되므로 식약처(정부기관)로고 또는 마크 사용은 불가하나, '식약처 허가, 식약처(한국의료기기안전정보원)인증·신고'와 같이 일반 텍스트 형식으로는 표기할 수 있을 것으로 판단됩니다.

Q279 의료기기 모델명 변경 시 새로운 의료기기 표준코드를 생성해야 하나요?

✓ 「의료기기 표준코드의 표시 및 관리요령」 제4조제2항제2호가 삭제됨에 따라 이미 표준코드를 생성하여 등록한 의료기기의 제품명 또는 모델명이 변경된 경우 표준코드를 다시 생성하지 않도록 개정되었습니다.

Q280 의료기기 표준코드 PI 생성 시 제조번호 및 사용기한 정보가 필수인가요?

✓「의료기기 표준코드의 표시 및 관리요령」 제2조제3호에 따라 "의료기기 생산식별자(UDI-PI)"란 의료기기 표준코드 중 의료기기 생산단위별로 생성되는 숫자 또는 문자의 조합을 말하며, 용기나 외장에 기재되어 있는 다음 각 목의 어느 하나에 해당하는 정보를 포함하여야 합니다.

가. 제조번호(제조단위번호(로트번호), 배치(batch)번호 또는 제품의 일련번호)

나. 제조연월(사용기한이 있는 경우에는 사용기한을 기재 가능)

다. 제품의 버전(version) 정보(단독으로 사용되는 의료기기소프트웨어에 한한다)

✓ 다만, 1등급 의료기기 또는 식약처장이 인정하는 경우에는 의료기기 생산식별자(PI)를 생성하지 아니할 수 있음을 알려드립니다.

Q281 외부포장의 표시기재 시 제품의 표시기재와 동일한 사항을 작성해야 하나요?

✓「의료기기법」 제21조에 따라 의료기기의 용기나 외장에 적힌 동법 제20조의 사항이 외부의 용기나 포장에 가려 보이지 아니할 때에는 외부의 용기나 포장에도 같은 사항을 적어야 합니다.

Q282 의료기기 면적이 좁아 표시기재 사항을 다 작성할 수 없어 이중포장을 하려고 하는데 가능한가요?

✓「의료기기법 시행규칙」 제42조제1항에 따라 의료기기 용기나 외장의 면적이 좁거나 용기 또는 외장에 법 제20조 각 호의 사항을 모두 적을 수 없는 경우로서 기재사항을 외부의 용기나 포장 또는 첨부문서에 적은 경우, 의료기기의 용기나 외장에 모델명과 제조업자 또는 수입업자의 상호만 기재할 수 있습니다.

Q283 의료기기 제품명을 표시할 때, 용기나 외부포장 둘 중 하나에만 표시기재를 할 수 있나요?

✓「의료기기법」 제20조제3호에 따라 제품명이 있는 경우 제품명을 의료기기의 용기나 외장에 적어야 합니다.

✓ 또한, 「의료기기법」 제21조에 따라 「의료기기법」 제20조의 사항이 외부의 용기나 포장에 가려 보이지 아니할 때에는 외부의 용기나 포장에도 같은 사항을 적어야 합니다.

Q284 의료기기 제품에 구성품이 많은데 표시기재 사항 포장단위 기재 시 구성품의 수량까지 전부 기재해야 하나요?

✓「의료기기 표시·기재 등에 관한 규정」 제6조제1항에서 의료기기의 용기나 외장 등에 기재하는 중량 또는 포장단위는 허가·인증·신고사항을 토대로 판매되는 단위를 구체적으로 기재하여야 한다고 규정되어 있습니다.

Q285 콘돔 낱개 포장에 모델명과 제조업소명을 생략할 수 있나요?

✓ 「의료기기법 시행규칙」 제43조제1항제5호에 따라 낱개모음으로 한 개씩 사용할 수 있도록 포장하는 경우에는, 최소 단위(낱개) 포장에 모델명과 제조업소명(수입제품의 경우 해외제조원에 해당)을 기재하고 외부의 포장에 「의료기기법」 제20조 각 호의 사항을 적을 수 있으므로, 낱개 포장에 모델명과 제조업소명을 생략할 수 없음을 알려드립니다.

Q286 인공지능을 사용한 의료기기 학습데이터 관련 표시기재 시 무엇을 기재해야 하나요?

✓ 인공지능 기술이 적용된 디지털의료기기 소프트웨어에 대하여 「디지털의료제품법 시행규칙」 제33조제2항제5호 및 「디지털의료제품 허가·인증·신고·심사 및 평가 등에 관한 규정」 제33조에 따라 기재하여야 할 것으로 판단됩니다.

Q287 의료기기 표시사항 중 제조연월을 별도표기로 기재할 수 있나요?

✓ 「의료기기법」 제20조 각 호에 따른 사항은 사용자가 제품의 선택 및 구매시 필요한 정보로써 용기 또는 외장, 외부 포장에 기재하도록 규정하고 있습니다.

✓ 따라서, 의료기기 제조업자 및 수입업자는 의료기기 용기나 외장, 포장 등에 제조연월 및 제조번호를 기재할 때 소비자가 기재된 제조연월 및 제조번호를 알아보기 쉽도록 구체적인 안내사항을 반드시 명시 (작성예시 : '제조연월 : 제품 용기 하단에 ○○/○○/○○으로 기재')하는 경우라면 가능할 것으로 판단됨을 알려드립니다.

Q288 판매업자가 병원에 의료기기를 샘플로 제공할 때 UDI를 생성해야 하나요?

✓ 「의료기기 표준코드의 표시 및 관리요령」 제4조제1항에 따라 의료기기 표준코드의 생성은 의료기기 제조업자 또는 수입업자가 생성합니다.

✓ 따라서 판매업자는 UDI(의료기기 표준코드)를 생성할 수 없습니다.

Q289 판매업자가 병원에 의료기기를 샘플로 제공하였을 때 의료기기공급내역보고를 해야 하나요?

✓ 의료기기 판매업자는 「의료기기법」 제31조의2(의료기기 공급내역 보고 등)제1항 및 「의료기기법 시행규칙」 제54조의2(의료기기 공급내역 보고)에 따라 의료기관, 의료기기 판매업자·임대업자에게 아래에 해당하는 의료기기를 공급한 경우 의료기기 통합정보시스템을 통해 그 공급내역을 보고하여야 합니다.

1. 영 제12조의5제1항에 따른 인체이식형의료기기(3등급 · 4등급 의료기기로 한정한다)
2. 「국민건강보험 요양급여의 기준에 관한 규칙」 제8조제2항에 따른 요양급여대상 치료재료인 의료기기(의료기관에 공급하는 경우로 한정한다)
3. 그 밖에 식품의약품안전처장이 보건복지부장관과 협의하여 정하는 의료기기

✓ 아울러, 의료기기법 상 판매(유통)라 함은 의료기기를 유상뿐만 아니라 무상으로 제공하는 행위를 포함하며, 무상 제공 시 판매금액을 0원으로 설정하여 공급내역보고를 진행해야 합니다.

Q290 수입업자가 의료기기를 수입하여 통관까지 완료하였는데, 표시기재 중 제품명이 누락되어 제품명을 스티커 처리하려고 하는데 가능한가요?

✓ 의료기기 표시기재 시 「의료기기법」 제20조에서 정하는 각 호의 사항을 용기나 외장에 기재해야 하며, 의료기기의 용기나 외장에 적힌 사항이 외부의 용기나 포장에 가려 보이지 아니할 때에는 「의료기기법」 제21조에 따라 외부의 용기나 포장에도 같은 사항을 적어야 합니다.

✓ 해외 제조소에서 의료기기의 기재사항을 잘못 적었을 경우, 의료기기 수입업자는 의료기기의 안전성 및 유효성에 영향을 미치지 않는 범위에 한해서 품질관리체계에 따라 스티커 형태의 기재사항을 기존 기재사항에 추가로 부착하여 수정할 수 있을 것으로 판단되며, 기재사항 부착 시 제품에서 쉽게 떨어지지 않게 부착하여 위변조가 일어나지 않도록 유의하여야 함을 알려드립니다.

Q291 의료기기 표준코드 시행 이전 출고된 의료기기를 현재 판매하려고 하는데 의료기기 표준코드 표시 의무가 있나요?

✓ 「의료기기법」 〈부칙 제14330호, 2016. 12. 2〉 제4조에 따라 제20조제8호의 개정규정은 이 법 시행 후 최초로 제조 또는 수입하는 의료기기부터 적용합니다.

의료기기 공급내역 보고 등

Q292 제조업자가 공급내역을 보고하지 못했을 시 행정처분이 어떻게 되나요?

✓「의료기기법 시행규칙」[별표 8] 29의2 가목에 따라 의료기기 공급내역을 보고하지 않은 제조업자의 경우 1차 경고, 2차부터는 해당 품목 판매업무 정지에 해당합니다.

Q293 의료기기를 수출하려고 하는데 의료기기 공급내역보고 대상인가요?

✓「의료기기법」제31조의2제1항 의료기기 제조업자 · 수입업자 · 판매업자 · 임대업자는 의료기관, 의료기기 판매업자 · 임대업자에게 의료기기를 공급한 경우 식품의약품안전처장이 보건복지부장관과 협의하여 총리령으로 정하는 바에 따라 식품의약품안전처장에게 그 공급내역을 보고하여야 합니다.

✓ 따라서 수출용 의료기기는 공급내역보고 대상이 아닙니다.

Q294 2등급 의료기기는 의료기기 공급내역보고 대상 면제인가요?

✓ 「의료기기법」 제31조의2(의료기기 공급내역 보고 등)제1항 및 「의료기기법 시행규칙」 제54조의2(의료기기 공급내역 보고)에 따라 의료기기 제조업자·수입업자·판매업자·임대업자는 의료기관, 의료기기 판매업자·임대업자에게 아래에 해당하는 의료기기를 공급한 경우 의료기기통합정보시스템을 통해 그 공급내역을 보고하여야 합니다.

1. 영 제12조의5제1항에 따른 인체이식형의료기기(3등급 · 4등급 의료기기로 한정한다)
2. 「국민건강보험 요양급여의 기준에 관한 규칙」 제8조제2항에 따른 요양급여대상 치료재료인 의료기기(의료기관에 공급하는 경우로 한정한다)
3. 그 밖에 식품의약품안전처장이 보건복지부장관과 협의하여 정하는 의료기기

Q295 의료기기 4등급 판매업자가 요양급여대상 치료재료를 의료기관에 공급하고 공급내역보고를 진행하였는데, 의료기관에서도 의료기기를 사용할 때마다 공급내역보고를 해야하나요?

✓ 「의료기기법」 제31조의2제1항에 따라 공급내역보고 대상은 의료기기 제조업자, 수입업자, 판매업자, 임대업자로 의료기관은 공급내역보고 대상이 아닙니다.

Q296 의료기관에 임대하였던 의료기기의 임대기간이 만료되어 회수하려고 합니다. 공급내역보고 대상인가요?

✓ 해당 의료기기가 공급내역보고 대상 의료기기라면 회수 시에도 공급내역보고를 해야 합니다. 「의료기기법 시행규칙」 제54조의 2에 따라 의료기기 공급내역보고 대상인 의료기기는 다음과 같습니다.

1. 시행령 제12조의5제1항에 따른 인체이식형의료기기(3등급 · 4등급 의료기기로 한정한다)
2. 「국민건강보험 요양급여의 기준에 관한 규칙」 제8조제2항에 따른 요양급여대상 치료재료인 의료기기(의료기관에 공급하는 경우로 한정한다)
3. 그 밖에 식품의약품안전처장이 보건복지부장관과 협의하여 정하는 의료기기

일반행위의 금지

Q297 의료기기를 구매 시 건강기능식품을 제품과 같이 제공하는 것이 가능한가요?

✓「의료기기법」 제26조(일반행위의 금지)제2항에서는 '누구든지 허가 또는 인증을 받거나 신고한 내용과 다른 의료기기를 제조·수입·판매 또는 임대하여서는 아니 된다.'라고 규정하고 있습니다.

✓ 따라서, 허가(인증·신고)받은 의료기기는 제조·수입된 완제품 형태 그대로 판매(유통) 되어야 하며, 허가(인증·신고)받은 사항과 다르게 건강기능식품과 함께 포장하여 판매 할 수 없습니다.

✓ 다만, 의료기기법에 따라 포장단위, 표시기재 등 적법하게 허가(인증·신고)받은 의료기기(완제품)를 단지 소비자의 구매 편의 또는 배송(운반)의 편의를 위하여 건강기능식품과 함께 하나의 상자(택배상자 등)에 담아 판매하는 것은 가능할 것으로 사료되며, 이 경우에도 외부상자에는 같은 법 제24조(기재 및 광고의 금지) 및 제26조를 위반하여 허가받은 사항과 다른 성능이나 효능·효과 또는 소비자가 하나의 상품으로 오인할 수 있는 표시나 광고 등을 하여서는 안됩니다.

Q298 판매업자가 한 박스에 100개가 포장된 의료기기를 소분하여 판매할 수 있나요?

✓「의료기기법」 제26조제2항제1호에 의해 허가 또는 인증을 받거나 신고한 내용과 다른 의료기기를 판매할 수 없으므로, 의료기기 제조(수입)업자가 의료기기 허가(인증·신고) 시 정한 포장단위 형태로 판매하여야 합니다.

✓ 따라서, 의료기기 허가(인증·신고)받은 포장단위와 다르게 제품을 임의로 소분하여 판매할 수 없습니다.

Q299 「의료기기법」 제26조제7항을 위반하였을 때 행정처분이 있나요?

✓「의료기기법」 제26조제7항을 위반한 경우 행정처분 대상은 아니며, 「의료기기법」 제52조제1항제1호에 따라 3년 이하의 징역 또는 3천만원 이하의 벌금에 처합니다.

Q300 의료기기 변경 허가 전에 제조된 제품을 변경 허가 후에 판매할 수 있나요?

✓ 제조업자의 경우 변경허가 전 제조한 제품의 판매 가능 여부는 변경 사유에 따라 달라질 수 있으며, 변경허가의 사유가 제품의 안전성 ·유효성에 영향을 미치지 않는 경우라면 변경허가 전 업체의 품질관리체계에 따라 적법하게 제조·보관된 제품에 한하여 판매가 가능합니다.

✓ 또한 판매업자의 경우 변경 허가 전 적법하게 제조·판매·보관되어 안전성·유효성이 보장된 제품의 경우에 한하여 판매 가능합니다. 아울러, 의료기기판매업체가 의료기기를 판매할 때에는 의료기기법 시행규칙 [별표6] '의료기기 유통품질 관리기준'을 준수하여야 합니다.

제조·수입 의료기기 품질관리기준(GMP)

Q301 기존에 2등급을 제조하던 공장에서 1등급 의료기기를 제조할 수 있나요? 2등급과 같이 제조하는 것이 아니고 1등급만 제조하려고 합니다.

✓「의료기기 제조 및 품질관리 기준」 제3조제2항에 따라 1등급 의료기기를 제조수입하고자 하는 사람은 해당 기준을 따르되, 적합성인정등 심사를 제외할 수 있습니다.

Q302 1등급 의료기기는 GMP 적합인정서를 받지 않아도 되는데 그렇다면 품질관리기준은 별도로 지켜야 하나요?

✓「의료기기 제조 및 품질관리 기준」 제3조제2항에 따라 1등급 의료기기를 제조 및 수입하고자 하는 사람은 이 기준을 따르라고 되어있습니다.

✓ 따라서, 적합성인정 심사는 제외되지만 해당 고시에서 규정하는 품질관리기준을 준수해야 합니다.

Q303 GMP 유효기간이 12월에 끝나는데 일찍 신청해서 8월에 적합판정이 난다면, 새 적합인정서의 유효기간이 만료일로부터 3년인가요?

✓「의료기기 제조 및 품질관리 기준」에 따라 제9조제3항 정기심사에 따른 적합인정서의 유효기간은 기존 적합인정서의 유효기간 만료일 다음날부터 3년으로 하고 있습니다.

✓ 다만, 적합인정서 발행일이 기존 유효기간 만료일보다 경과하거나 정기심사를 일괄신청한 경우에는 적합인정서 발행일부터 3년으로 산정합니다.

Q304 GMP를 갱신하지 않고 품목허가를 유지할 수 있나요?

✓ 「의료기기 시행규칙」 [별표 8]의 'Ⅱ. 개별기준'에서 제9호 차목 및 제12호 자목에 따라 품질관리기준 적합 여부에 대한 정기심사를 받지 않은 경우 해당 품목 제조 또는 수입 업무 정지부터 품목 취소의 행정처분을 받게 될 수 있습니다.

Q305 GMP 심사에서 부적합 판정을 받았는데 재심사가 가능한가요?

✓ 「의료기기 제조 및 품질관리 기준」 (이하 "고시") [별표 1] 제5호가목에 따르면, '최근 3년간 신청 제조소가 GMP 심사 부적합을 받은 경우'는 "위해우려제조소"에 해당합니다. GMP 심사 신청 시에는 의료기기 제조·수입업체에서는 미리 해당 제조소가 위해우려 제조소 등에 해당되는지 여부를 확인하여 신청서(별지 제1호 서식)에 기재하여야 하고 관련 자료들을 제출해야 합니다. 이 경우 동 고시 제6조제3항제2호에 따라 현장조사로 진행됩니다.

Q306 GMP 해외 현장심사 시 심사일수가 어떻게 되나요?

✓ 의료기기 GMP 운영 기본 지침 (공무원 지침서) 35페이지에 따라 제조공정의 복잡성, 품목수 등을 고려하여 결정하며 3~5일 이상이 소요됩니다.

Q307 1공장에 있는 시설을 2공장으로 이전할 시 GMP를 새로 받아야 하나요?

✓ GMP 적합성인정을 받은 제조소가 소재지를 변경하는 경우, 「의료기기 제조 및 품질관리 기준」 제4조제1항제3호에 따른 변경심사 대상에 해당합니다.

✓ 따라서, 이 기준 제5조제2항제2호에 따른 항목에 대하여 추가적으로 GMP 심사를 받아야 합니다.

✓ 다만, 제품의 품질과 관계가 적은 보관소, 시험실의 변경(이전, 확장, 축소 등)은 제외합니다.

Q308 3등급 의료기기 GMP가 있을 때, 동일 품목군의 4등급 의료기기를 추가로 생산하기 위해서는 GMP 추가심사를 받아야 하나요?

✓ 의료기기 GMP 심사는 「의료기기 제조 및 품질관리 기준」 제6조제1항에 따라 제조소의 품목군별로 실시하고 있으므로, 추가로 제조하고자 하는 제품이 기존에 GMP 적합인정을 받은 제조소의 동일 품목군에 해당한다면, 의료기기 GMP 심사를 받을 필요가 없으며 향후 추가한 제품을 포함하여 정기심사를 받아야 함을 알려드립니다.

Q309 우수제조소는 제조업자 혹은 수입업자가 신고를 해야 하나요? 우수제조소가 되면 표시기재 사항에 변경이 생기나요?

✓ 「의료기기 제조 및 품질관리 기준」 고시 [별표 1] 제71호 가목에서 라목에 모두 해당하는 경우 우수제조소에 해당합니다.

✓ 같은 고시 제6조제2항제7호에 따라, 우수제조소가 정기심사를 받는 경우 서류검토만 실시하며, GMP심사방법을 결정하기 위해 업체에서는 기준에 따라 '우수제조소' 해당 여부를 적합인정 정기심사신청 시 표시하도록 되어 있으며, 법적요건에 충족되면 우수제조소에 해당하여 서류심사로 심사 가능합니다.

Q310 1등급 의료기기와 1등급 의약외품을 의료기기가 주작용인 융복합 의료기기로 구성하는 경우, GMP가 필요한가요?

✓ 「의료기기 제조 및 품질관리 기준(GMP)」 고시 제3조제2항에 따르면 1등급 의료기기를 제조 · 수입하고자 하는 사람은 이 기준을 따르되, 적합성인정등 심사를 제외할 수 있습니다.

✓ 다만, 1등급 융복합의료기기는 허가대상임에 따라 융복합의료기기 GMP 심사를 동일한 방법으로 실시합니다.

✓ 따라서, 1등급 융복합의료기기 GMP 심사를 받고자 하는 경우, 「의료기기 제조 및 품질관리 기준(GMP)」 고시 제7조에서 정한 적합인정등에 필요한 자료를 갖추어 품질관리 심사기관에 GMP 심사를 신청할 수 있습니다.

Q311 제조업 휴업 후 재개하면서 기존 품목과 다른 품목을 하나 추가하려고 할 때 GMP 최초심사를 신청하면 되나요?

✓ 의료기기 제조업자는 「의료기기법」 제13조제1항, 같은 법 시행규칙 제27조제1항제10호에 따라 [별표2] 시설과 제조 및 품질관리(GMP)기준을 유지하고, GMP기준 준수사항에 대하여 3년마다 정기심사를 받도록 규정하고 있습니다.

✓ 의료기기 제조업을 재개하고자 할 때 기존 품목군(A)에 대한 유효한 적합인정서를 보유한 경우, 동일 품목군(A)에 해당하는 품목을 추가하는 경우 별도 GMP 심사가 필요하지 않으나, 기존 적합인정서의 유효기간 만료 전까지 정기심사를 받아야 합니다.

✓ 새로운 품목군(B)에 해당하는 품목을 추가하고자 하면 「의료기기 제조 및 품질관리 기준」 제4조제1항제2호에 따른 추가심사 대상임을 알려드립니다.

Q312 수입업자이며 예전에 품목과 GMP가 있었으나 취하 및 기간이 만료되었고 품목을 다시 수입하기 위해 GMP를 받으려고 합니다. EN ISO가 있는데 서류검토만으로 GMP를 득할 수 있나요?

✓ GMP 심사 시 서류검토만 실시하는 경우는 「의료기기 제조 및 품질관리 기준」 제6조제2항의 각 호에 해당하는 경우에 한함을 알려드립니다.

* 「의료기기 제조 및 품질관리 기준」 제6조제2항

② 제1항에도 불구하고 시행규칙 별표2 제2호바목2) 단서 및 「혁신의료기기 지원 및 관리 등에 관한 규칙」 제15조에 따라 서류검토만 실시하는 경우는 다음 각 호와 같다.

1. 제4조제1항제2호에 따라 추가심사를 실시하는 경우
2. 제4조제1항제3호에 따라 소재지가 변경된 제조소에 대한 제7조제1항제2호 나목의 자료를 제출받아 변경심사를 실시하는 경우
3. 다른 제조·수입업자가 해당 제조소에 대하여 이 기준에 따른 현장조사 및 서류검토를 받아 유효한 적합인정서를 보유한 경우
4. 제4조제2항에 따라 정기심사 대상의 제조소를 2개 이상 보유하고 있는 경우 현장조사 대상 제조소를 제외한 나머지 제조소
5. 「체외진단의료기기법」에 따른 다른 체외진단의료기기 제조·수입업자가 해당 제조소에 대하여 「체외진단의료기기 제조 및 품질관리 기준」에 따른 현장조사 및 서류검토를 받아 적합인정서(유효한 경우에 한함)를 보유한 경우
6. 별표 1 제70호에 따른 의료기기공동심사프로그램에 따라 의료기기공동심사프로그램 심사기관에서 발행한 품질경영시스템 적합인정서(현장조사를 받아 유효한 경우에 한하며, 이하 "MDSAP 적합인정서"라 한다)를 보유한 경우
7. 별표 1 제71호에 따른 우수제조소를 대상으로 정기심사를 하는 경우

제조업허가(변경)

Q313 GMP를 받지 않은 상태에서 조건부 품목 허가를 받으려고 하는데 GMP없이 의료기기를 제조할 수 있나요?

✓ 「의료기기 제조 및 품질관리 기준」 제7조제1항에 따라 적합성인정등 심사를 받고자 하는 경우에는 해당 제조소가 1개 제조단위 이상의 품질관리 실적이 있어야 합니다.

✓ 제조소가 1개 제조단위 이상의 품질관리 실적이 있다면 품목허가 취득 전이더라도 GMP 정기심사를 받을 수 있습니다.

첨부문서의 기재사항

Q314 의료기기인 내시경을 소독 및 세척할 시 사용해야 하는 의약품이 의료기기법으로 규정되어 있나요?

✓ 의료기기법으로 규정하고 있는 사항은 없으나, 해당 제품의 허가(인증·신고)받은 사항 내 관리 방법 또는 「의료기기법 시행규칙」 제43조제1항제6호에 의해 멸균 후 재사용이 가능한 의료기기인 경우에는 그 청소, 소독, 포장, 재멸균방법과 재사용 횟수의 제한내용을 포함하여 재사용을 위한 적절한 절차에 대한 정보를 첨부문서에 기술하게 되어 있으므로 해당 사항을 참고하여야 할 것으로 판단됩니다.

Q315 의료기기 첨부문서 작성연월 수정 시 수정 날짜로 기재해야 하나요?

✓ 의료기기 표시기재 가이드라인 18페이지에 따라 첨부문서의 제정 또는 최근 개정시기를 기재해야 합니다.

Q316 부작용 보고 관련 문의처 표시 기준과 포장이 완료된 제품일 경우 어떻게 해야 하나요?

✓ 부작용 보고 관련 문의처 표시 기준은 제품 출하 기준이며, 이전에 포장이 완료된 제품에 대해서는 자사가 첨부문서나 용기 또는 외장의 표시기재를 수정해야 합니다. 외부포장에 해당 내용을 기재하면 첨부문서 생략이 가능하기 때문에 외부포장에 스티커 형태로 기재할 수 있습니다.

Q317 부작용 보고 관련 문의처 표시 시 글자 크기가 정해져 있나요?

✓ 의료기기 표시·기재 등에 관한 규정 제4조제1항 용기·외장·외부포장 및 첨부문서에 기재하는 사항의 글자는 6포인트 이상으로 한다.

Q318 첨부문서에 부작용 보고 표시가 의무화 되었는데 그에 따른 첨부문서 변경이 있을 시, 첨부문서 작성연월도 변경해야 하나요?

✓ 의료기기 표시기재 가이드라인 18페이지에 따라 첨부문서 작성연월은 첨부문서의 제정 또는 최근 개정시기를 기재해야 합니다.

Q319 첨부문서 홈페이지 제공가능 의료기기의 경우 첨부문서를 올리는 홈페이지가 정해져 있나요?

✓ 의료기기법상 첨부문서를 제공하는 홈페이지를 별도로 규정하고 있지 않으나, 의료기기전자민원 사이트(의료기기안심책방)에 첨부문서를 등록할 수 있습니다.

✓ 「의료기기법」 제20조제9호에 따라 첨부문서를 인터넷 홈페이지에서 제공하는 경우, 첨부문서를 인터넷 홈페이지에서 전자형태로 제공한다는 사실 및 첨부문서가 제공되는 인터넷 홈페이지 주소를 의료기기의 용기나 외장에 적어야 합니다.

✓ 따라서, 해당 홈페이지의 주소를 의료기기의 용기나 외장에 기재하기만 하면 됩니다.

판매업자의 준수사항

Q320 판매업체의 관리책임자가 교육을 이수해야 하나요?

✓ 「의료기기법 시행규칙」 [별표6] 제6호(교육)에 따른 종사자의 교육은 관리책임자 뿐만 아니라 종사자(입·출고관리, 제품 홍보, 직접적인 거래, 무료체험 권유 등 의료기기 판매에 직접적인 관련 직무를 하는 직원)의 자질 향상을 위하여 다음의 내용이 포함된 자체교육계획을 수립하고 분기별 1회 이상 연간 총 12시간 자체교육을 실시하여야 합니다.

가. 의료기기 취급의 책임의식

나. 의료기기의 내용 및 규격

다. 의료기기의 취급 및 품질관리

라. 의료기기 관계 법규

마. 그 밖에 이 기준을 효율적으로 수행하기 위하여 필요한 사항

Q321 「의료기기법」 시행규칙 제39조제3호에서 규정하는 불량 의료기기의 처리에 관한 기록에 관한 양식이 있나요?

✓ 의료기기 판매업자는 「의료기기법」 제18조(판매업자 등의 준수사항) 및 같은 법 시행령 제10조의2(판매업자·임대업자의 준수사항)와 같은 법 시행규칙 제39조(판매업자·임대업자의 의료기기 품질 확보방법), 제40조(판매업자·임대업자의 판매질서 유지에 관한 사항 등)에 따라 의료기기 품질 확보방법과 판매질서 유지 등에 관한 사항을 준수하여야 합니다.

✓ 따라서, 의료기기법령 상 의료기기 판매업자가 불량 의료기기 확인 시 기록하는 양식을 구체적으로 명시하고 있지는 않으나, 「의료기기법 시행규칙」 제39조(판매업자·임대업자의 의료기기 품질 확보방법)에 따라 [별표6] 의료기기 유통품질 관리기준을 준수하여야 합니다.

✓ [별표6] 4. 품질관리 및 환경위생관리를 위해 반품의료기기, 불량의료기기는 구분하여 보관, 판매내역 기록, 의료기기의 유통과정 중 불만신고를 받은 경우에는 신속히 조사하여 적절한 조치를 하고, 그 내용을 기록하여야 하며, 불만처리대장을 관리하여야 합니다.

✓ 참고로, 의료기기 취급자는 「의료기기법」 제31조의5(의료기기 이물 발견 보고 등) 및 동법 시행규칙 제54조의4(이물 보고의 기준·대상 및 절차)에 따라 의료기기 내부나 용기 또는 포장에서 이물을 발견한 경우에는 식품의약품안전처장에게 보고하여야 하며, 「의료기기법」 제31조제2항에 따라 의료기기가 품질불량 등으로 인체에 위해를 끼치거나 끼칠 위험이 있다는 사실을 알게 되었을 때에는 지체없이 회수하거나 회수에 필요한 조치를 취해야 하고, 이 경우 제조(수입)업자는 인체에 미치는 부작용 등을 고려하여 회수하여야 함을 알려드립니다.

Q322 의료기기 유통품질 관리기준에서 정하는 교육을 실시하지 않았을 때 행정처분이 어떻게 되나요?

✓ 「의료기기법 시행규칙」 [별표 8] 행정처분 기준 19호나목4) 그 밖에 의료기기 유통품질 관리기준을 위반한 경우에 해당되어 1차 위반: 경고, 2차 위반: 판매·임대 업무 정지 3일, 3차 위반: 판매·임대 업무 정지 7일, 4차 위반: 판매·임대 업무 정지 15일 행정처분을 받을 수 있음을 알려드립니다.

Q323 의료기기 사용기한이 지난 걸 사용하면 안된다는 규정이 있나요?

✓ 의료기기법 시행규칙 제40조 (판매업자, 임대업자의 판매질서 유지에 관한 사항 등) 제3호제다목에 따라 의료기기 판매(임대)업자는 사용기한 또는 유효기간이 지난 것을 판매 또는 임대하거나 판매 또는 임대의 목적으로 저장 · 진열하지 아니할 것으로 규정하고 있습니다.

✓ 아울러, 제품의 사용목적, 사용방법, 사용 시 주의사항 등을 구매자에게 충분히 안내하여야 할 것으로 판단됩니다.

✓ 다만, '사용'에 대한 부분은 구체적인 내용이 없어 명확하게 답변하기 어려우나, 참고로 타인에게 질병의 진단이나 치료, 경감, 처치, 예방 등의 목적으로 의료기기를 사용하는 행위 등에 대하여는 의료법에 위반될 우려가 있어 동 사항에 대하여는 소관부처인 보건복지부에 문의가 필요할 수 있음을 알려드립니다.

Q324 자사는 수리업과 판매업을 가지고 있는 상태에서 병원에서 의료기기를 구입해서 수리 후 재판매하려고 하는데, 해당 의료기기 GMP가 만료되었다는데 재판매할 수 있나요?

✓ GMP적합인정서는 제조업자의 준수사항에 해당합니다.

✓ 판매업자는 「의료기기 시행규칙」 제39조에 따라 의료기관으로부터 의료기기를 구입한 경우 제조·수입 업체 또는 시험 검사기관에 검사를 의뢰하여 검사필증을 받은 의료기기만 판매할수 있습니다.

Q325 의료기기 판매업 신고 시 품질책임자를 고용해야 하나요?

✓ 「의료기기법」 제6조제7항 및 동법 제15조제6항에 따라 제조업자와 수입업자는 품질책임자를 두어야 합니다.

✓ 의료기기 판매업자는 품질책임자를 두도록 하는 의무는 없으나, 「의료기기법 시행규칙」 [별표6] 제3호에 따른 관리책임자를 두도록 하고 있음을 알려드립니다.

Q326 의료기기 판매업자인데 GSP(유통품질 관리기준) 교육자료가 있나요?

✓ 식약처에서 실시하는 교육은 별도로 존재하지 않습니다.

✓ GSP관련 교육은 한국의료기기유통협회, 한국의료기기산업협회 등 외부 교육기관에서 수강 가능하니 참고하시기 바랍니다.

Q327 판매업자가 개인에게 의료기기를 구입한 뒤 중고검사 필증을 받고 재판매 할 수 있나요?

✓「의료기기법 시행규칙」 제40조제1호에 따라 의료기기 판매업자는 제조업자·수입업자·판매업자가 아닌 자로부터 의료기기를 구입할 수 없습니다.

Q328 의료기기 판매업자 유통품질 관리기준을 어디서 확인할 수 있나요?

✓「의료기기법 시행규칙」 [별표 6] 의료기기 유통품질 관리기준에서 확인할 수 있습니다.

✓ 아울러, 「의료기기 유통품질 관리기준 해설서(민원인안내서)」를 마련하여 우리처 홈페이지(www.mfds.go.kr→법령정보→공무원지침서/민원인안내서)를 통해 공개하고 있으니 참고바랍니다.

품질책임자

Q329 품질책임자를 새로 선임했는데 이전 품질책임자가 교육을 받았다면 새로 선임한 품질책임자는 교육을 받지 않아도 되나요?

✓ 「의료기기 시행규칙」 제13조제3항에 따라 품질책임자는 근무를 시작한 날부터 6개월 이내에 품질책임자 교육을 받아야 합니다.

✓ 다만, 품질책임자로 근무를 하기 전에 해당 연도에 해당하는 교육을 수료한 경우에는 받지 않아도 됩니다.

Q330 품질책임자 교육을 받을 수 있는 기관은 어디인가요?

✓ 품질책임자 교육기관은 「의료기기법 시행규칙」 제14조제7항에 따라 식품의약품안전처 인터넷 홈페이지에 품질책임자 교육실시기관을 공고하고 있습니다.

✓ 식품의약품안전처 누리집 〉 알림 〉 공고 〉 '품질책임자' 검색 시 2025년 현재 품질책임자 교육실시기관으로 지정된 기관은 한국의료기기안전정보원, 사단법인 한국스마트헬스케어협회(범부처통합헬스케어협회) 두 기관이 품질책임자 법정교육기관에 해당하는 것을 확인할 수 있습니다.

Q331 품질책임자가 근무하기 이전에 해당 연도에 해당하는 교육을 이미 이수한 경우 해당 교육이 근무 후에 인정되나요?

✓ 「의료기기법 시행규칙」 제13조제3항에 따라 품질책임자로 근무를 하기 전에 해당 연도에 해당하는 교육을 수료한 경우에는 추가적인 교육은 필요치 않습니다.

Q332 제조업체 품질책임자가 휴직으로 인해 2명에서 1명으로 줄었는데 품질책임자 변경을 해야 하나요?

✓「의료기기법 시행규칙」 제26조제1항제2호에 따라 품질책임자가 변경된 경우 변경허가 신청을 변경이 있는 날로부터 30일 이내에 지방식품의약품안전청장에게 제출해야 합니다.

2. 품질책임자가 변경된 경우에는 변경된 품질책임자에 대한 다음 각 목의 자료

가. 제11조제2항에 따른 자격을 확인할 수 있는 자료. 다만, 의료기기통합정보시스템을 통해 이전에 품질책임자 자격이 확인된 경우에는 그 제출을 면제한다.

나. 재직증명서 등 근무 여부를 확인할 수 있는 자료

Q333 의료기기 수입업자 품질책임자 자격으로 간호사 자격증 소지자가 가능한가요?

✓ 질의하신 내용에 대하여 간호사 자격증 소지만으로는 품질책임자 자격에 부합한지 판단하기 어려우며, 품질책임자 업무를 수행할 수 있는 자격 요건에 대해서는 「의료기기법 시행규칙」 제11조제2항 각 호에서 확인하실 수 있습니다.

✓「의료기기법 시행규칙」 제11조제2항

② 품질책임자 업무는 다음 각 호의 어느 하나에 해당하는 자격을 가진 사람이 수행할 수 있다.

1. 「의료기사 등에 관한 법률」에 따른 다음 각 목의 구분에 따른 면허를 가지고 있는 사람

가. 안경렌즈 · 콘택트렌즈를 제조 · 수입하는 경우: 안경사

나. 치과재료를 제조 · 수입하는 경우: 치과기공사 · 치과위생사

다. 방사선발생장치를 제조 · 수입하는 경우: 방사선사

라. 삭제 〈2020. 5. 1.〉

마. 물리치료 또는 재활훈련에 필요한 의료기기를 제조 · 수입하는 경우: 물리치료사

2. 「국가기술자격법」에 따른 의공기사 또는 품질경영기사 자격을 가진 사람

2의2. 「자격기본법」 제19조제1항에 따라 식품의약품안전처장이 공인한 의료기기 RA(Regulatory Affairs) 전문가 자격을 가진 사람

3. 「고등교육법」 제2조 각 호에 따른 학교(같은 조 제4호에 따른 전문대학은 제외한다. 이하 이 조에서 "대학등"이라 한다)에서 학사학위를 취득한 사람(법령에 따라 이와 같은 수준 이상의 학력이 있다고 인정한 사람을 포함한다. 이하 이 조에서 같다)으로서 「대학설립 · 운영 규정」 제2조제9항에 따른 자연과학 · 공학 · 의학 계열 분야(이하 이 조에서 "의료기기 관련 분야"라 한다)를 전공한 사람

4. 대학등에서 의료기기 관련 분야가 아닌 분야에 학사학위를 취득한 사람으로서 「고등교육법」 제29조에 따른 대학원에서 의료기기 관련 분야의 석사학위 이상의 학위를 취득한 사람

5. 대학등에서 의료기기 관련 분야가 아닌 분야에 학사학위를 취득한 사람으로서 의료기기 제조 · 수입업체에서 1년 이상 품질관리 업무에 종사한 경력(학위 취득 또는 학력 인정 전의 경력을 포함한다)이 있는 사람

6. 「고등교육법」 제2조제4호에 따른 전문대학을 졸업한 사람(법령에 따라 이와 같은 수준 이상의 학력이 있다고 인정한 사람을 포함한다. 이하 이 조에서 같다)으로서 의료기기 관련 분야를 전공하고 의료기기 제조 · 수입업체에서 1년 이상 품질관리 업무에 종사한 경력(졸업 또는 학력 인정 전의 경력을 포함한다)이 있는 사람

7. 「고등교육법」 제2조제4호에 따른 전문대학을 졸업한 사람으로서 의료기기 관련 분야가 아닌 분야를 전공하고 의료기기 제조 · 수입업체에서 3년(「고등교육법」 제48조제1항에 따른 수업연한이 3년인 전문대학 졸업자의 경우에는 2년을 말한다) 이상 품질관리 업무에 종사한 경력(졸업 또는 학력 인정 전의 경력을 포함한다)이 있는 사람
8. 「초 · 중등교육법」 제2조제3호에 따른 고등학교 · 고등기술학교 졸업자(법령에 따라 이와 같은 수준 이상의 학력이 있다고 인정한 사람을 포함하되, 제9호에 해당하는 경우는 제외한다)로서 의료기기 제조 · 수입업체에서 5년 이상 품질관리 업무에 종사한 경력이 있는 사람
9. 「초 · 중등교육법 시행령」 제90조제1항제10호에 따른 의료기기 관련 분야의 산업수요 맞춤형 고등학교 졸업자로서 의료기기 제조 · 수입업체에서 3년 이상 품질관리 업무에 종사한 경력이 있는 사람
10. 의료기기 제조 · 수입업체에서 6년 이상 품질관리 업무에 종사한 경력이 있는 사람

제5장

의료기기 안전평가과

제5장 의료기기안전평가과

부작용 관리

Q334 '25년 1월 17일 이전에 제조·수입 되었으나 출하 대기 중인 제품에도 첨부문서에 부작용 문의처를 기재해야 하나요?

✓「의료기기법 시행규칙」 부칙에 따라 시행일('25.1.17) 이후 출하하는 모든 제품에 적용됩니다.

Q335 시행일('25.1.17) 이후 출하되는 제품의 첨부문서에 부작용 문의처를 기재하지 않은 경우, 행정처분 대상인가요?

✓「의료기기법」 제22조 위반*에 해당하여 해당 품목 판매업무 정지 처분**을 받을 수 있습니다.

*「의료기기법 시행규칙」 [별표 8] 행정처분기준 Ⅱ. 개별기준 제23호 나목

* 판매정지 7일(1차) → 15일(2차) → 1개월(3차) → 3개월(4차)

Q336 용기 또는 외장·포장에 부작용 문의처를 기재하고자 할 때에는 어떤 형태로 기재할 수 있나요?

✓ 용기 또는 외장·포장에 스티커 등 부착을 통해 부작용 문의처를 기재할 수 있습니다. 이 경우,「의료기기법 시행규칙」 제43조제3항에 따라 첨부문서에는 그 기재를 생략할 수 있습니다.

Q337 QR코드 등을 통해 인터넷 홈페이지에 부작용 문의처를 기재할 수 있나요?

✓ 「인터넷 홈페이지 형태 첨부문서 제공 가능 기기의 지정에 관한 규정」 별표에 기재된 품목(수술대, 의료용 소독기, 봉합사, 주사침 등)에 한하여 가능합니다.

Q338 부작용 보고 문의처를 어떻게 작성해야 하나요?

✓ "부작용 보고 문의처 (한국의료기기안전정보원, 080-080-4183)" 으로 기재하시면 됩니다.

Q339 의료기기 부작용 보고 관련 가이드라인에 명시된 보고기간이 근무일(Working day) 기준인가요, 달력일(Calendar day) 기준인가요?

✓ 「의료기기법」 제31조 및 같은 법 시행규칙 제51조에 따라 의료기기를 사용하는 도중에 사망 또는 인체에 심각한 부작용이 발생하였거나 발생할 우려가 있음을 인지한 경우 정해진 기한 내에 보고하도록 규정하고 있으며, 부작용 보고 기간은 달력일(Calendar day) 기준입니다.

Q340 의료기관에서 이상사례가 발생했을 경우 어떻게 보고해야 하나요?

✓ 의료기기취급자는 이상사례를 인지한 날부터 정해진 날까지 '의료기기 이상사례 보고서'를 식약처장에게 제출하여야 하며, 의료기기 안심책방 사이트를 통해 보고 할 수 있습니다. '의료기기 이상사례 보고 가이드라인' (11P, 전자민원 창구를 통한 보고방법)에 시스템 사용방법이 상세히 안내되어 있으니 참고하시기 바랍니다.

의료기기책임보험 등

Q341 의료기기 수입업자로 제조사에서 책임보험을 가입했는데 수입업체도 가입을 해야 하나요? 또한 의료기기전자민원창구에 해당 사실을 등록해야 하나요?

✓「의료기기법 시행령」제12조의5제1항제3호에 따라 인체이식형의료기기를 수입하는 수입업자는 해외의 인체이식형의료기기 제조업자 또는 판매업자가 가입 중인 보험 또는 공제가 제12조의6제1항에 따른 보험금액 기준을 충족하고, 국내 환자에게 발생한 피해까지 보장하면 국내에 별도로 책임보험(공제)가입은 필요하지 않습니다.

✓ 다만,「의료기기법 시행령」제12조의6제3항에 따라 의료기기책임보험등에 가입한 인체이식형의료기기 제조업자 · 수입업자(제12조의5제1항제3호에 따른 인체이식형의료기기 수입업자를 포함한다. 이하 이 조에서 같다)는 다음 각 호의 구분에 따른 시기까지 보험회사 등의 명칭, 계약자, 보험금액, 유효기간등을 식품의약품안전처장이 정하는 정보시스템에 입력해야 합니다.

재평가

Q342 의료기기 재평가 기간을 놓쳤는데 행정처분이 있을까요?

✓「의료기기법 시행규칙」[별표 8] 제6호에 의해 재평가를 받지 않은 경우 해당 품목 판매업무 정지 2개월에서 해당 품목 제조·수입허가·인증 취소 또는 제조·수입금지 처분이 내려질 수 있습니다.

제조허가등의 갱신

Q343 2등급 품목 갱신 시 인증서를 제출하라고 되어있는데 인증서 사본을 제출해도 되나요?

✓ 「의료기기 제조허가등 갱신에 관한 규정」 제6조제1항제1호에 따라 해당 의료기기의 제조(수입)허가증 또는 인증서 원본을 제출해야 합니다. 다만, 허가증 또는 인증서 원본을 분실한 경우에는 이 사실을 확인할 수 있는 분실사유서를 제출하여야 합니다.

✓ 참고로 2012년 4월 9일부터 2024년 8월 6일까지 신고증이 발급되지 않았던 시기에 신고받은 제품의 경우 제출대상에서 제외됨을 알려드립니다.

Q344 2030년도 2주기 갱신 예정인 제품이 올해 변경 허가가 완료된다면, 변경 허가 시 제출한 자료(포장, 멸균 성적서 등)는 갱신 시 제출 면제인가요?

✓ 「의료기기 제조허가등 갱신에 관한 규정」 (이하 갱신규정) 제7조제1항제1호에 따라 허가·인증·변경허가·변경인증을 받을 때 동일한 해당 자료를 이미 제출한 경우 갱신규정 제6조제1항제2호나목의 자료의 일부 또는 전부의 제출을 면제할 수 있습니다. 갱신규정 제6조제1항제2호나목의 자료는 제품의 성능 및 안전성을 확인할 수 있는 자료로서 체외진단의료기기를 제외한 의료기기는 허가규정 제26조제1항제4호에 해당하는 자료에 해당하며 질의하신 포장, 멸균 성적서 등이 포함됨을 알려드립니다.

✓ 다만, 해당 품목의 갱신 시점과 변경 허가 시점에 적용한 기준규격 등의 차이가 있는 경우 추가 자료가 요구될 수 있음을 알려드립니다.

Q345 수입업체의 품목 갱신 시 안전성 정보 조치 관련 자료에 관해 수집된 자료가 없을 경우 시정 및 예방조치 관련 자료를 제출하라고 되어있는데, 제조소의 자료를 제출하는 것인가요? 수입업체의 자료를 제출하는 것인가요?

✓ 「의료기기 제조허가등 갱신에 관한 규정」 제6조제1항제4호제가목2)에서 규정하는 '시정 및 예방조치에 해당하는 자료'는 의료기기 제조사(제조업자)의 '제조 및 품질관리기준(GMP)'에 따른 시정 및 예방조치와 관련한 절차서, 기준서 등에 해당하는 자료입니다.

Q346 제조허가등의 변경이 있을 경우, 갱신 신청할 때 변경에 대한 근거자료를 제출하면 허가 · 인증 · 신고변경이 처리되나요?

✓ 허가 · 인증 · 신고변경을 신청해야 할 경우에는 갱신과는 별도로 신청해야 합니다.

✓ 참고로 「의료기기 제조허가등 갱신에 관한 규정」 제4조제2항에 따르면 갱신 신청 기간 중 해당 제조허가등의 변경이 발생한 경우에는 즉시 해당 변경 내용을 식품의약품안전처장(허가) 또는 한국의료기기안전정보원장(인증·신고)에게 서면(전자문서 포함)으로 알려야 합니다.

✓ 또한 품목 갱신을 신청하기 전에 제품별 허가 · 인증 · 신고 사항을 적법하게 관리하였는지 의료기기 법령 준수 여부(허가 · 인증 · 신고 변경 관리, 연차보고 등)를 검토해야 합니다.

✓ 갱신 제출자료를 검토하는 중에 의료기기 법령을 준수하지 않은 사항이 있을 경우, 사후감시, 행정처분 등의 조치가 있을 수 있습니다.

Q347 갱신 신청 시 제출자료는 무엇인가요?

✓「의료기기법 시행규칙」 제62조의2(제조허가등의 갱신) 제2항, 「의료기기 제조허가등 갱신에 관한 규정」(식약처 고시) 제6조(첨부자료의 종류·범위 및 작성요령)에 따라 갱신 신청 시 제출자료는 다음과 같습니다.

① 해당 의료기기의 제조(수입) 허가증 또는 인증서 원본

② 이전 유효기간 동안 해당 의료기기의 안전성·유효성이 유지되고 있음을 증명하는 자료

③ 이전 유효기간 동안 해당 의료기기의 생산 또는 수입 실적에 관한 자료

④ 이전 유효기간 동안 수집된 안전성 정보 및 조치에 관한 자료

⑤ 그 밖에 위의 자료와 유사한 것으로서 제조허가등의 갱신을 위해 식품의약품안전처장이 필요하다고 인정하여 정하는 자료

Q348 갱신하지 않으면 의료기관 등에서 사용하고 있는 의료기기를 사용할 수 없나요?

✓ 단순히 허가(인증)을 유지할 필요가 없어 단순히 갱신을 신청하지 않아 허가 · 인증 · 신고의 효력을 상실하였다면 이전 유효기간 동안 적합하게 생산 또는 수입된 의료기기의 제조허가등의 유효기간이 끝난 후에도 사용할 수 있습니다.

✓ 다만, 안전성·유효성에 문제가 있는 등의 이유로 갱신을 받지 못하였다면 그 사유에 따라 회수 등의 조치가 있을 수 있습니다.

Q349 이미 하나의 허가 또는 인증을 받거나 신고 수리된 품목·품목류를 분리하여 별도로 허가·인증·신고한 제품의 유효기간은 어떻게 되나요?

✓ 「의료기기 제조허가등 갱신에 관한 규정」 제12조(유효기간의 특례 등)제2항에 따라 이미 하나의 허가 또는 인증을 받거나 신고 수리된 품목 · 품목류를 분리하여 별도로 제조허가 · 제조인증 · 수입허가 · 수입인증을 받거나 제조신고 · 수입신고한 경우의 유효기간은 기존 제조허가등의 유효기간과 동일하게 산정합니다.

Q350 갱신을 받지 못하는 경우, 이미 유통된 제품은 회수해야 하나요?

✓ 의료기기 허가 · 인증 · 신고 갱신을 받지 못한 이유만으로 유통 중인 의료기기를 회수하는 것은 아닙니다.

✓ 다만, 안전성 · 유효성에 중대한 문제가 있는 등의 사유로 갱신이 불가한 경우에는 필요에 따라 회수 등 조치가 있을 수 있습니다.

Q351 수입 의료기기 갱신 신청 기간을 놓쳤는데 재고 판매는 가능한가요?

✓ 단순히 허가(인증)을 유지할 필요가 없어 단순히 갱신을 신청하지 않아 허가·인증·신고의 효력을 상실한 경우라면 제조·수입업체가 이전 유효기간 동안 적합하게 생산 또는 수입하여 보관 중인 재고를 제조허가 등의 유효기간이 끝난 후에도 판매업자를 통해 판매할 수 있습니다. 다만, 제조원은 적합한 제조 및 품질관리 인증을 유지한 상태이어야 합니다.

Q352 갱신하지 않으면 허가 · 인증 · 신고가 취소되나요?

✓「의료기기법」 제49조제3항에 따르면 제조허가 · 제조인증 · 제조신고 · 수입허가 · 수입인증 · 수입신고의 유효기간이 끝난 후에 계속하여 해당 의료기기를 생산 또는 수입하려면 그 유효기간이 끝나기 전에 갱신받아야 합니다.

✓ 의료기기 허가 · 인증 · 신고의 갱신을 받지 않으면 해당 허가 · 인증 · 신고의 유효기간이 끝난 후에는 그 효력을 상실하여 생산 또는 수입할 수 없습니다.

Q353 갱신하지 않으면 제조 · 수입업체가 보관 중인 재고를 판매할 수 없나요?

✓ 단순히 허가(인증)을 유지할 필요가 없어 단순히 갱신을 신청하지 않아 허가 · 인증 · 신고의 효력을 상실한 경우라면 제조 · 수입업체가 이전 유효기간 동안 적합하게 생산 또는 수입하여 보관 중인 재고를 제조허가등의 유효기간이 끝난 후에 판매할 수 있습니다. 다만, 안전성·유효성에 문제가 있는 등의 이유로 갱신을 받지 못하였다면 그 사유에 따라 회수 등의 조치가 있을 수 있습니다.

Q354 제품의 유효기간이 만료되면 어떻게 처리되나요?

✓ 유효기간 만료일 이후 제품의 허가등 효력이 상실되어 무허가 제품과 같아집니다.

✓ 유효기간 만료 후에는 해당 제품을 제조·수입할 수 없으며, 유효기간 만료일로부터 10일이내에 허가증(인증서)을 해당 기관에 반납하여야 합니다.

* 반납처 : (허가) 식품의약품안전처 의료기기안전평가과, (인증·신고) 한국의료기기안전정보원 갱신심사팀

Q355 미갱신 제품을 다시 제조·수입하고자 하는 경우 어떻게 해야 되나요?

✓ 미갱신 제품은 유효기간 종료일 이후 허가등의 효력을 상실하여 무허가 제품과 동일하게 취급됩니다.

✓ 해당 제품을 다시 제조·수입하고자 하는 경우 새롭게 허가·인증을 받거나 신고해야 합니다.

Q356 갱신을 신청하지 않은 제품은 어떻게 되나요?

✓ 갱신을 신청하지 않은 제품은 미갱신 제품으로 처리되며, 유효기간이 만료되면 허가·인증·신고 효력이 상실됩니다.

✓ 갱신하고자 하는 제품은 유효기간이 끝나는 날의 270일부터 180일 전까지 반드시 갱신을 신청해야 합니다.

Q357 허가 · 인증 · 신고의 유효기간 만료 후, 더 이상 생산 · 수입하지 않는 의료기기도 갱신 신청을 해야 하나요?

✓ 「의료기기법」 제49조제3항에 따라 제조허가 · 제조인증 · 제조신고 · 수입허가 · 수입인증 · 수입신고의 유효기간이 끝난 후에 계속해서 제조 또는 수입하려면 그 유효기간이 끝나기 전에 갱신을 받아야 합니다.

✓ 따라서 제조허가등의 유효기간이 끝난 후에 더 이상 제조 또는 수입을 하지 않는다면 갱신을 신청하지 않아도 됩니다.

Q358 갱신 시 생산·수입실적을 인정하는 기준(최소수량 등)이 있나요?

✓ 제조 또는 수입 최소수량을 별도로 정하고 있지 않으므로, 수량에 따라 실적 인정기준이 결정되는 것은 아닙니다.

Q359 생산·수입실적 자료가 없어도 갱신할 수 있는 경우가 있나요?

✓ 「의료기기법 시행규칙」 제62조의2제6항에 따라 다음의 경우 생산 및 수입실적 자료가 없어도 갱신이 가능합니다.

- 원자재 공급이 원활하지 않아 정상적인 제조 작업이 진행될 수 없다고 인정되는 경우
- 수출국에서 수출 중단 또는 절차 진행이 어려운 상황(정치·경제적 상황 포함)으로 인정되는 경우
- 소수의 환자 등에 대해 적용되는 희소의료기기로서 해당 의료기기에 대한 수요가 없었던 경우
- 그 밖에 위의 사유와 유사한 것으로서 식품의약품안전처장이 정하여 고시하는 사유

✓ 또한, 「의료기기 제조허가등 갱신에 관한 규정」 제4조제3항에 따라 다음의 경우 생산 및 수입실적 자료가 없어도 갱신이 가능합니다.

- 수리 또는 유지보수 하기 위해 필요한 부분품 또는 원자재를 제조·수입할 필요가 있다고 인정되는 경우
- 생산·수입실적이 있는 특정 의료기기와 함께 사용하도록 제조허가등을 받은 갱신 대상의료기기의 유효기간을 연장할 필요가 있다고 인정되는 경우
- 중고의료기기 품질관리(자사에서 구입하거나 판매·임대업체가 시험검사 의뢰) 실적이 있는 경우
- 신의료기술 평가가 진행 중이거나 신의료기술평가 결과 연구단계 의료기기로 통보된 경우

Q360 시판 후 조사 대상 의료기기의 유효기간은 어떻게 부여되나요?

✓ 「의료기기법」 제49조제2항에 따르면 시판 후 조사의 검토 끝난 후, 검토결과 통지일부터 5년입니다.

✓ 참고로, 갱신제 시행일('20.10.08.) 이전에 시판 후 조사(재심사)를 받은 의료기기에 대한 유효기간은 「의료기기 제조허가등 갱신에 관한 규정」 (식약처 고시) [별표]2020년 10월 8일 이전 제조허가등의 유효기간에 따라 부여됩니다.

Q361 유효기간이 만료 예정인 허가 · 인증 · 신고 품목(품목류)은 어디서 확인하고 갱신을 신청하나요?

✓ 갱신을 신청하기 전에 신청자는 주기적으로 의료기기전자민원시스템(https://emedi.mfds.go.kr/notice/renewalPrdl/MNU20446)에서 유효기간 만료 예정인 허가 · 인증 · 신고 품목(품목류)을 확인하고, 해당 유효기간이 끝나는 날의 270일부터 180일 전까지(갱신 신청기한) 갱신을 반드시 신청해야 합니다.

Q362 갱신 제품의 유효기간 부여 방법은 어떻게 되나요?

✓ 제품의 유효기간은 최초 허가·인증·신고일로부터 5년이 부여되며, 갱신 제도 시행('20.10.08) 전·후로 달리 부여됩니다.

✓ 참고로, 갱신 제도 시행 전 허가·인증·신고된 제품은 「의료기기 제조허가등 갱신에 관한 규정」 (식약처 고시) [별표]2020년 10월 8일 이전 제조허가등의 유효기간에 따라 부여됩니다.

Q363 의료기기 갱신 시 유효기간이 2029년 12월 31일까지인 제품에 한하여 성능 및 안전성 확인 자료를 면제하는데, 2020년 10월 7일 이후에 허가를 받아 유효기간이 2025년 10월인 의료기기도 면제 대상인가요?

✓ 의료기기 제조허가등 갱신에 관한 규정 부칙 〈제2023-68호, 2023.01.26〉 제2조(성능 및 안전성 확인 자료에 관한 특례)에 따라 제조허가등의 갱신을 받으려는 자는 제6조제1항제2호 나목의 개정 규정에도 불구하고 유효기간이 2029년 12월 31일까지인 의료기기에 한하여 제6조제1항제2호 나목의 자료는 제출하지 않습니다.

Q364 의료기기 품목 갱신 기간을 놓쳤는데 구제 방법이 없나요?

✓ 신청기간(유효기간이 끝나는 날의 270일부터 180일 전까지)이 지나면 갱신을 신청할 수 없습니다.

Q365 의료기기 갱신 시 양도자의 실적을 제출해야 하나요?

✓ 「의료기기 제조허가등 갱신에 관한 규정」 제6조(첨부자료의 종류·범위 및 작성요령) 제1항제3호에 따라 갱신 시 이전 유효기간 기간동안 생산 또는 수입실적 자료를 제출하여야 합니다.

✓ 양도자가 매년 생산 및 수입 실적을 보고한 경우 '의료기기 제조허가등 갱신에 관한 규정' 제7조제2항에 따라 제출 면제 가능합니다.

Q366 의료기기 갱신 시 안전성에 관한 시험자료를 기존자료로 대체할 수 있나요?

✓ 「의료기기 제조허가등 갱신에 관한 규정」 부칙〈제2023-68호, 2023.10.26〉에 따라 유효기간 2029년 12월 31일까지인 의료기기에 한하여 성능 및 안전성 확인자료(제6조제1항제2호나목)를 면제하고 있습니다.

Q367 의료기기 품목 갱신을 하지 않고 물건을 판매하였을 경우 행정처분이 어떻게 되나요?

✓ 「의료기기법」 제49조제3항에 따라 제조허가등의 갱신을 받지 않아 유효기간이 만료된 제품일지라도 허가증등의 유효기간 만료 전 제조·수입된 제품은 판매할 수 있습니다. 참고로 제조허가등의 유효기간이 끝난 의료기기를 제조 또는 수입하는 경우, 「의료기기법 시행규칙」 [별표 8]에 의거 1차 위반 시 전제조·수입 업무정지 6개월, 2차 위반 시 제조업·수입업 허가가 취소됩니다.

Q368 체외진단의료기기도 갱신 대상인가요?

✓ 「체외진단의료기기법」 제4조(다른 법률과의 관계)에 따라 체외진단의료기기도 「의료기기법」 제49조에 따른 갱신 대상에 해당합니다.

Q369 갱신 관련 문의는 어디로 해야 하나요?

✓ 갱신 관련 문의처는 다음과 같습니다.

- 허가 갱신
  - 문의처 : 식품의약품안전처 의료기기안전평가과
  - 대표메일 : mdrenewal@korea.kr
  - 전화번호 : 043-719-5004, 5006, 5009, 5018~5022
- 인증·신고 갱신
  - 문의처 : 한국의료기기안전정보원 갱신심사팀
  - 대표메일 : recerti@nids.or.kr
  - 전화번호 : 1588-4183(연결3번)

Q370 의료기기 품목 갱신 신청 서류 중 허가증 원본을 제출할 때 변경이력도 전부 제출해야 하나요?

✓ 의료기기 제조허가등 갱신에 관한 규정 해설서(민원인 안내서) 22페이지에 따르면 해당 의료기기의 제조(수입) 허가증 또는 인증서 원본(변경이력을 포함한 허가증 일체) 제출을 규정하고 있습니다.

Q371 갱신이 완료되면 새로 부여되는 유효기간은 어떻게 정하나요?

✓ 「의료기기법 시행규칙」 제62조의2제4항과 「의료기기 제조허가등의 갱신에 관한 규정」 제2조에 따라 갱신받은 허가 · 인증 · 신고의 유효기간은 종전 유효기간이 끝나는 날의 다음 날부터 5년이 되는 날까지 부여됩니다.

Q372 의료기기 업체에서 갱신을 하지 않아 유효기간이 만료되었는데 현재 판매업자가 가지고 있는 재고를 판매할 수 있나요?

✓「의료기기법」 제49조제3항에 따라 제조허가등의 갱신을 받지 않아 유효기간이 만료된 제품일지라도 허가증 등의 유효기간 만료 전 제조·수입된 제품은 판매할 수 있습니다.

Q373 갱신 신청 시 필요한 서식은 어디에 있나요?

✓ 갱신 신청 시 필요한 서식은 아래와 같습니다.

1. [별지 제1호서식] 의료기기 제조허가등의 갱신 제출자료
2. [별지 제2호서식] 최신 규격의 반영 여부 검토서
3. [별지 제3호서식] 적합성선언서(DECLARATION OF CONFORMITY)

* 신고제품, 생산·수입중단 의료기기에 한함

✓ 위의 서식은 '국가법령정보센터(law.go.kr)'에서 「의료기기 제조허가등 갱신에 관한 규정」을 검색하여 다운받으실 수 있으며, '의료기기 안심책방(emedi.mfds.go.kr) 〉 의료기기 자료관 〉 품목갱신정보'에서도 다운받으실 수 있습니다.

Q374 갱신을 위해 참고할 수 있는 자료가 있나요?

✓ 민원인들의 이해를 돕기 위하여 「의료기기 제조허가등 갱신에 관한 규정」(식약처 고시)을 알기 쉽게 설명한 민원인 안내서를 마련하였습니다.

✓ 민원인 안내서는 '식품의약품안전처(mfds.go.kr/index.do) 〉 법령/자료 〉 법령정보 〉 공무원지침서/민원인안내서'에서 다운 받으실 수 있습니다.

Q375 의료기기 품목갱신 기준은 무엇인가요?

✓「의료기기법 시행규칙」 제62조의2제1항에 따라 의료기기 품목갱신 기준은 아래와 같습니다.

① 해당 의료기기의 안전성·유효성에 중대한 문제가 없을 것

② 제조허가등의 갱신에 필요한 자료를 성실히 제출할 것

③ 해당 의료기기에 대한 생산 또는 수입실적이 있을 것

④ 의료기기 관계 법령을 성실히 준수했을 것

⑤ 그 밖에 위의 기준과 유사한 것으로서 식품의약품안전처장이 정하여 고시하는 기준에 부합할 것

Q376 의료기기 품목갱신 대상은 무엇인가요?

✓ 국내에 허가·인증·신고된 전(全) 등급 의료기기가 갱신 대상에 해당합니다. 다만, 수출용 의료기기와 조건부 허가·인증·신고 의료기기는 제외됩니다.

Q377 모든 의료기기가 갱신 대상이라면, 2020년 10월 8일 이전에 허가 · 인증 받거나 신고한 의료기기도 갱신 대상인가요?

✓「의료기기법」 제49조제1항에 따라 허가 · 인증 · 신고에 5년의 유효기간을 부여하고, 같은 조 제3항에 따르면 그 유효기간이 끝난 후에 계속하여 해당 의료기기를 제조 또는 수입하려면 그 유효기간이 끝나기 전에 갱신받아야 합니다.

✓ 따라서 2020년 10월 8일 갱신제 시행일 이전에 허가 · 인증을 받거나 신고한 의료기기도

유효기간이 끝난 후에 계속하여 해당 의료기기를 제조 또는 수입하려면 그 유효기간이 끝나기 전에 갱신을 받아야 합니다.

✓ 참고로 「의료기기법 시행규칙」 제62조에 따르면 아래 의료기기는 유효기간을 적용하지 아니하므로 갱신 대상이 아닙니다.

1. 수출만을 목적으로 하여 생산되거나 수입되는 수출용 의료기기
2. 법 제7조 및 제15조제6항에 따라 조건부 제조허가 · 수입허가 · 제조인증 · 수입인증을 받거나 조건부 제조신고 · 수입신고를 한 의료기기

Q378 갱신 민원 수수료는 어떻게 되나요?

✓ 「의료기기법 시행규칙」 [별표 10]수수료에 따라 갱신 민원 수수료는 허가·인증·신고 갱신에 따라 아래와 같습니다.

① 전자민원

- 허가 : 500,000원
- 인증 : 430,000원
- 신고 : 100,000원

② 방문·우편 민원

- 허가 : 520,000원
- 인증 : 450,000원
- 신고 : 100,000원

Q379 갱신 민원 처리기간은 어떻게 되나요?

✓ 허가 · 인증 · 신고의 갱신 처리기간은 180일(업무일 기준)입니다. 갱신 처리기한은 어떠한 경우에도 유효기간 종료일을 초과할 수 없습니다.

✓ 참고로, 「의료기기 제조허가등 갱신에 관한 규정」 제9조에 따라 보완을 요구받았으나 해당 기간 내 보완을 할 수 없는 이유로 기간연장을 요청할 수 있고, 기간연장 요청(1차 보완에 한함)은 2회에 한하여 할 수 있습니다.

✓ 이 경우에도 연장기간은 해당 제조허가 등의 유효기간을 초과할 수 없습니다.

Q380 갱신 민원신청 방법은 어떻게 되나요?

✓ 품목 갱신 민원신청 방법은 전자민원과 방문·우편민원으로 신청할 수 있습니다.

✓ 전자민원은 '의료기기전자민원시스템(emedi.mfds.go.kr/msismext/emd/min/mainView.do) 〉 민원신청 〉 전자민원안내 및 신청'을 통해 갱신을 신청하실 수 있습니다.

✓ 방문·우편민원의 경우, 허가 제품은 식품의약품안전처 의료기기안전평가과로 인증·신고 제품은 한국의료기기안전정보원 갱신심사팀으로 신청하시면 됩니다.

Q381 갱신 신청기한은 어떻게 되나요?

✓ 의료기기 품목갱신 신청기한은「의료기기 제조허가등 갱신에 관한 규정」제4조제4항에 따라 유효기간이 끝나는 날의 270일부터 180일전까지 입니다.

✓ 정해진 기한 내 반드시 신청하셔야 하며, 해당 기간 이후에는 갱신을 신청할 수 없어 미갱신 제품으로 처리되므로 반드시 신청기한을 준수해야 합니다.

Q382 갱신 접수 및 처리기관은 어떻게 되나요?

✓ 품목 갱신 접수 및 처리기관은 허가 제품과 인증·신고 제품에 따라 달라집니다.

✓ 허가 제품은 식품의약품안전처(의료기기안전평가과), 인증·신고 제품은 한국의료기기안전정보원(갱신심사팀)에서 접수 및 처리합니다.

Q383 의료기기 품목갱신의 정의는 무엇인가요?

✓ 의료기기 품목갱신 제도는 최초 허가·인증·신고 이후 제품의 안전성•유효성 유지 여부, 생산·수입실적 여부, 안전성 정보 등을 주기적으로 확인하여, 국내 유통제품의 효율적 안전관리를 도모하기 위한 제도입니다.

Q384 의료기기 품목갱신 제도 관련 법규는 어떤 것이 있나요?

✓ 의료기기 품목갱신 제도 관련 법규는 「의료기기법」 제49조, 「의료기기법 시행규칙」 제62조 및 제62조의2, 「의료기기 제조허가등 갱신에 관한 규정」 (식약처 고시)가 있습니다.

✓ 관련 법규는 '국가법령정보센터(law.go.kr)'에서 검색할 수 있습니다.

Q385 생산·수입실적 자료는 무엇인가요?

✓ 생산·수입실적 자료는 유통 제품에 대한 현황 파악 및 정비를 위해 유효기간 내 해당 실적이 있었는지 확인하기 위한 자료입니다.

✓ 다만, 「의료기기 제조허가등 갱신에 관한 규정」 제7조제2항에 따라 보고한 자료에서 이전 유효기간 동안 생산 또는 수입실적이 있음을 확인할 수 있는 경우에는 해당 자료의 제출을 면제할 수 있습니다.

1. 「의료기기법」 제13조제2항(동법 제15조제6항에서 준용하는 경우를 포함한다) 및 「의료기기법 시행규칙」 제27조제2항·제33조제3항에 따른 의료기기 생산·수입 실적 보고
2. 「의료기기법」 제31조의2 및 시행규칙 제54조의2에 따른 의료기기 공급내역 보고

Q386 안전성 정보 및 조치에 관한 자료는 무엇인가요?

✓ 안전성 정보 및 조치에 관한 자료는 이전 유효기간 동안 갱신 대상 의료기기에 대해 수집된 안전성 정보에 대하여 필요한 조치를 적절히 수행하였는지 확인하기 위한 자료입니다.

✓ 시판 후 조사, 재평가, 추적관리대상 의료기기 관리, 안전에 관한 정보관리(부작용 보고 관리 포함) 등 시판 후 안전관리업무를 철저히 하였는지 종합적으로 검토합니다.

✓ 다만, 「의료기기 제조허가등 갱신에 관한 규정」 제7조제3항에 따라 다음에 해당하는 자료는 제출을 면제할 수 있습니다.

1. 갱신 신청일 이후에 수집되는 자료
2. 안전성 정보 및 조치에 관한 동일 자료로서 이미 식약처장에게 보고한 해당 자료

Q387 적합성선언서는 무엇인가요?

✓ 적합성선언서(DoC, Declaration of Conformity)는 자사 제품이 법적 요구사항에 적합함을 확인하고 선언하는 문서로, 제출 대상은 신고 제품, 생산·수입중단 보고대상 의료기기입니다.

✓ 적합성선언서는 제품별로 제출되어야 하며, 해당 서식은 '국가법령정보센터(law.go.kr)'에서 「의료기기 제조허가등 갱신에 관한 규정」을 검색하여 다운받으실 수 있으며, '의료기기 안심책방(emedi.mfds.go.kr) 〉 의료기기 자료관 〉 품목갱신정보'에서도 다운받으실 수 있습니다.

Q388 제품의 성능 및 안전성을 확인할 수 있는 자료는 무엇인가요?

✓ 제품의 성능 및 안전성을 확인할 수 있는 자료는 이전 유효기간 동안 갱신 대상 의료기기의 안전성·유효성이 유지되고 있음을 증명하는 자료입니다.

✓ 참고로 「의료기기 제조허가등 갱신에 관한 규정」 부칙〈제2023-68호. 2023.10.26.〉 제2조(성능 및 안전성 확인 자료에 관한 특례)에 따라 유효기간이 2029년 12월 31일까지인 의료기기에 한하여 해당 자료가 면제됩니다.

Q389 최신 규격 반영 여부 검토서는 무엇인가요?

✓ 최신 규격 반영 여부 검토서는 최신 규격에 따른 제조 및 품질관리 또는 생산관리를 하고있는지 확인하는 기초 정보로서, 이전 유효기간 동안 갱신 대상 의료기기의 안전성·유효성이 유지됨을 확인하기 위한 자료입니다.

✓ 해당 서식은 '국가법령정보센터(law.go.kr)'에서 「의료기기 제조허가등 갱신에 관한 규정」 을 검색하여 다운받으실 수 있으며, '의료기기 안심책방(emedi.mfds.go.kr) 〉 의료기기 자료관 〉 품목갱신정보'에서도 다운받으실 수 있습니다.

Q390 평가자료는 무엇인가요?

✓ 평가자료는 이전 유효기간 동안 갱신 대상 의료기기의 안전성·유효성이 유지되고 있음을 증명하는 자료의 요건 중 하나에 해당하며, 허가(인증) 당시 검토된 안전성 등 규격과 최신의 규격 간의 차이를 분석·평가한 자료입니다.

Q391 갱신 관련 위반행위 및 이에 따른 행정처분 기준이 있나요?

✓ 갱신 관련 위반행위는 아래와 같습니다.

1. 제조업자 또는 수입업자가 법 제49조제3항을 위반하여 제조허가등의 갱신을 받지 않고 제조허가등의 유효기간이 끝난 의료기기를 제조 또는 수입한 경우
2. 제조업자 또는 수입업자가 법 제49조제4항에 따라 갱신할 때 부여된 조건을 이행하지 않은 경우

✓ 위의 위반행위에 따른 행정처분의 기준은 아래와 같습니다.

1. (1차 위반) 전제조·수입 업무정지 6개월, (2차 위반) 제조업·수입업 허가취소
2. (1차 위반) 해당 품목 판매 업무정지 1개월, (2차 위반) 해당 품목 판매 업무정지 3개월, (3차 위반) 해당 품목 판매 업무정지 5개월, (4차 이상 위반) 해당 품목 제조 및 수입 허가·인증·신고 수리 또는 제조·수입 금지

Q392 허가증 · 인증서 원본을 분실하였다면 갱신 신청할 때 어떻게 해야 하나요?

✓ 「의료기기 제조허가등 갱신에 관한 규정」 제6조제1항제1호에 따르면 해당 의료기기의 허가증 또는 인증서 원본을 제출해야 합니다.

✓ 허가증 · 인증서 · 체외진단용의료기기의 신고증명서 원본을 분실하였다면 분실사유서 등을 제출할 수 있습니다.

Q393 제조업 또는 수입업 휴업 중인데 갱신을 해야 하나요?

✓ 「의료기기법」 제49조제3항에 따르면 제조허가 · 제조인증 · 제조신고 · 수입허가 · 수입인증 · 수입신고의 유효기간이 끝난 후에 계속해서 제조 또는 수입하려면 그 유효기간이 끝나기 전에 갱신을 받아야 합니다.

✓ 따라서 제조허가등의 유효기간이 끝난 후에 계속해서 제조 또는 수입하려면 제조업 또는 수입업 휴업 중에도 제조허가등의 유효기간이 끝나기 전에 갱신을 받아야 하며, 갱신 신청을 할 수 있습니다.

추적관리대상 의료기기

Q394 자동심장충격기를 점검해야 한다고 하는데 점검대상이 맞나요?

✓「의료기기 품목 및 품목별 등급에 관한 규정」[별표1]에 따라 자동심장충격기의 품목명은 저출력 심장 출력기, 고출력 심장 출력기입니다.

✓「의료기기법 시행규칙」 제49조 및 「추적관리대상 의료기기 지정에 관한 규정」 제2조의3제2호에 의해 추적관리대상 의료기기에 해당됩니다.

✓ 또한, 「의료기기법」 제30조제1항에 따라 추적관리대상 의료기기의 제조업자·수입업자·판매업자·임대업자·수리업자·추적관리대상 의료기기를 취급하는 의료기관 개설자 및 의료기관에서 종사하는 의사·한의사·치과의사 등은 추적관리대상 의료기기에 대한 기록을 작성하고 보존해야 합니다.

Q395 추적관리대상 제품명이 나와있는 목록이 따로 존재하나요?

✓ 제품명이 나와있는 목록은 없으나 '의료기기 안심책방 〉 의료기기 자료관 〉 추적관리대상 의료기기' 를 통해 추적관리대상 의료기기의 품목허가번호, 품목명, 업소명을 확인할 수 있습니다.

Q396 의료기관에서 현재 취하된 인체이식형의료기기를 사용할 때도 추적관리대상 보고를 진행해야 하나요?

✓ 「추적관리대상 의료기기 기록과 자료 제출에 관한 규정」 제3조에 의해 추적관리대상 의료기기 사용자(의료기관 개설자 및 의료기관에서 종사하는 의사 · 한의사 · 치과의사 등)는 별지 제4호서식에 따라 추적관리대상 의료기기에 관한 기록과 자료를 정보통신망 또는 식품의약품안전처장이 정한 전산프로그램을 이용하여 다음 각 호와 같이 식품의약품안전처장에게 제출해야 합니다.

1. 의료기관이 폐업하는 경우 폐업 신고 시에 전체 사용기록을 제출
2. 사망이나 생명에 중대한 위협을 줄 수 있는 다음 각 목에 해당하는 추적관리대상 의료기기인 경우 사용기록을 매 반기별로 반기가 지난 다음 달 말일까지 제출
   가. 실리콘겔인공유방
   나. 인공엉덩이관절(관절 접촉면이 모두 금속 재질인 경우에 한한다.)
3. 식품의약품안전처장으로부터 추적관리대상 의료기기의 기록과 자료의 제출을 요구받은 경우 요구받은 날부터 10일 이내에 제출

Q397 의료기관에서 필러 사용 시 식약처에 보고하는 사항이 있나요?

✓ 「의료기기법 시행규칙」 제49조의2(추적관리대상 의료기기의 지정 및 관리기준)에 따르면, 추적관리대상 의료기기는 인체에 1년 이상 삽입되는 의료기기 및 의료기관 외의 장소에서 사용 가능한 생명유지용 의료기기로서 총 50개 품목이 지정되어 있습니다.

✓ 문의하신 조직수복용생체재료는 위 규정에서 정한 추적관리대상 의료기기에 해당하지 않으므로, 해당 법령에 따른 별도의 기록 관리 의무는 부과되지 않습니다.

편집위원장 김정미

편 집 위 원 오창훈, 진혜미, 정은수

(개정판)

자주하는 질문집 의료기기

초판 인쇄 2026년 01월 02일
초판 발행 2026년 01월 05일

저 자 식품의약품안전처
발행인 김갑용

발행처 진한엠앤비
주소 서울시 서대문구 독립문로 14길 66 205호(냉천동 260)
전화 02) 364 - 8491(대) / 팩스 02) 319 - 3537
홈페이지주소 http://www.jinhanbook.co.kr
등록번호 제25100-2016-000019호 (등록일자 : 1993년 05월 25일)
ⓒ2026 jinhan M&B INC, Printed in Korea

ISBN 979-11-290-6226-0 (93570) [정가 21,000원]

☞ 이 책에 담긴 내용의 무단 전재 및 복제 행위를 금합니다.
☞ 잘못 만들어진 책자는 구입처에서 교환해 드립니다.
☞ 본 도서는 2025년 12월에 공개된 자료임을 알려 드립니다.
☞ 본 도서는 [공공데이터 제공 및 이용 활성화에 관한 법률]을 근거로 출판되었습니다.